山东大学教育教学改革研究项目

口腔实习医师门诊诊疗操作医院感染控制学

吴峻岭 ◎ 主编

山东科学技术出版社

·济南·

图书在版编目（CIP）数据

口腔实习医师门诊诊疗操作医院感染控制学 / 吴峻岭主编 . -- 济南：山东科学技术出版社，2021.8（2023.3 重印）

ISBN 978-7-5723-0939-7

Ⅰ.①口… Ⅱ.①吴… Ⅲ.①口腔疾病－诊疗－医院－感染－控制 Ⅳ.① R78 ② R197.323

中国版本图书馆 CIP 数据核字（2021）第 144540 号

口腔实习医师门诊诊疗操作医院感染控制学
KOUQIANG SHIXIYISHI MENZHEN ZHENLIAO CAOZUO YIYUANGANRANKONGZHI XUE

责任编辑：魏海增
装帧设计：孙小杰

主管单位：山东出版传媒股份有限公司
出　版　者：山东科学技术出版社
　　　　　　地址：济南市市中区舜耕路 517 号
　　　　　　邮编：250003　电话：（0531）82098088
　　　　　　网址：www.lkj.com.cn
　　　　　　电子邮件：sdkj@sdcbcm.com
发　行　者：山东科学技术出版社
　　　　　　地址：济南市市中区舜耕路 517 号
　　　　　　邮编：250003　电话：（0531）82098067
印　刷　者：山东新华印务有限公司
　　　　　　地址：济南市高新区世纪大道 2366 号
　　　　　　邮编：250104　电话：（0534）2671218

规格：16 开（170 mm×240 mm）
印张：11　字数：180 千
版次：2021 年 8 月第 1 版　印次：2023 年 3 月第 2 次印刷
定价：62.50 元

编 委 会

主　　编　吴峻岭
副 主 编　姜宏敏
编　　者　(按姓氏笔画为序)
　　　　　于美娇　王昭领　王艳红　王　萍　王淑欣
　　　　　王　婷　杜朝霞　吴峻岭　季　新　赵　晓
　　　　　姜宏敏　崔平平　梁　伟
编写顾问　孙钦峰

序

很高兴受邀为本书作序！

医院感染预防和控制一直是国家、医疗机构和社会关注的焦点，也是医疗安全的核心环节之一。现今社会各类传染性疾病高发，通常传染性疾病借助各类辅助检查手段并不难发现，但是口腔医务人员接诊时往往不具备进行辅助检查的明确理由，而且在诊疗时对患者进行侵袭性操作，可能在不知情的情况下引起职业暴露，增加医院感染的潜在风险。口腔临床实习医师由于临床操作熟练程度欠佳，防护意识不强，近距离、长时间的诊疗操作中会与患者频繁接触，职业暴露的风险将会更高。因此，实习医师的医院感染知识、技术水平与医院感染防控意识的高低，将直接影响医院感染防控的质量。

由于专业设置的要求，口腔医学生的临床实践操作技能是重中之重，学生有较多的临床实习课程，但医院运行管理对学生来说较为陌生，如果学生尚未掌握相关的医院感染知识及防护技能即进入临床，对医院、对个人都势必带来安全隐患。临床实习教学是学生从理论走向实践，转变为合格口腔临床医师的重要过渡阶段，是医学教育创新的关键环节，也是实习医师全面系统接触医院感染预防与控制专题的主要时期。在此阶段培养实习医师正确的医院感染控制理念、强化医院感染相关知识和临床操作规范，将有助于提升医院感染控制工作成效。

山东大学口腔医学院（口腔医院）集医、教、研为一体，承担着口腔医学专业五年制、5+3长学制口腔医学生的教学工作。作为国内知名院校及山东省的领军院校，我院有责任使口腔实习医师理解医院感染控制的必要性，掌握院感控制的基本知识与操作技能。为此，我院资深临床实践教学专家吴峻岭教授组织院感防控方面的骨干及临床带教医护人员撰写了《口腔实习医师门诊诊疗操作医院感染控制学》一书，并由山东科学技术出版社出版。本书图文并茂，内容翔实，条理清晰，从口腔临床实际出发，详细地介绍了口腔实习医师在临床实践中应掌握的医院感染理论、技能和防控方法，以及近年来出现的新问题与新策略。

希望本书能促进口腔实习医师对医院感染防范意识的提升，进一步规范操作技能，达到未雨绸缪、防患于未然的目的。

山东大学口腔医学院（口腔医院）院长

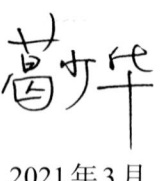

2021年3月

前言

医院感染伴随医院诞生同时出现，医院感染控制与医疗质量和医疗安全密切相关，直接影响患者安全和医务人员的健康。

口腔医学作为一个独立的学科，由于其临床技术的特殊性，对医院感染防控有着更高的要求。有调查表明，口腔实习医师的医院感染意识较为淡薄，亟待加强和提高。这主要是因为我国尚未将医院感染学纳入高等医学教育体系中，且缺乏医院感染教学与临床实习教学的有机结合。另外，实习医师在进入临床前也缺少相应的医院感染防控知识培训，缺少对医院感染管理的法律法规、标准预防措施和职业防护等相关知识的了解和掌握。

本人多年在一线从事口腔医学生的临床实践教学，在长期临床工作中发现学生的医院感染控制意识较为薄弱，相关的医院感染防控知识较为欠缺。本着全面提升学生综合素质的宗旨，我们萌生了编写此书的想法。虽然国内已有不少医院感染防控方面的著作，但大多数是从医院感染管理者的角度来阐述，而从临床医务工作者的角度出发编写的感染防控的教材则较为少见，尤其是专门面向口腔实习医师这一特殊群体，更是难以寻得。

基于此，我们适时组织我院感染防控方面的专家及一线带教医护人员编写了这本《口腔实习医师门诊诊疗操作医院感染控制学》。本教材介绍了口腔诊疗中常见传染病及其预防措施、口腔门诊操作相关的标准预防措施、职业防护及相关医疗废物处置等知识。另外，还专门设置一章详细介绍口腔门诊各专业诊疗操作感染防控的具体要求，包括治疗前的准备防护工作、口腔材料和器械的使用及最后的消毒灭菌等。相信本教材的出版，能对保障口腔实习医师的实习质量和医疗安全、完善实习生的知识体系与提高临床综合技能起到有益的作用，为口腔实习医师将来的执业安全奠定坚实的基础。

为进一步提高本教材质量，以供再版时修订，诚恳地希望各位读者、专家提出宝贵意见！教材中采用的图像和资料多取自编者单位，这些宝贵的资料汇集了大家的智慧。为此，我对各位同仁的大力支持表示感谢！对秦露丹、张晓冉两位硕士研究生的文字校对工作表示感谢！最后，对在此书编写及出版过程中给予大力帮助的所有人一并表示感谢！

2021 年 3 月

重印说明

距《口腔实习医师门诊诊疗操作医院感染控制学》首次出版已近两年，经过多轮次的使用，我们搜集了兄弟院校同行、实习医师、进修医师及社会读者的使用意见并进行归纳、总结，拟对本教材进行重印。

为在教材中全面、准确落实党的二十大精神，充分发挥教材的铸魂育人功能，尤其是贯彻党的二十大报告中提出的加快建设教育强国、科技强国、人才强国，坚持为党育人、为国育才，全面提高人才自主培养质量的要求，我们对2021年8月1版1次教材内容进行了重新梳理，吸纳了兄弟院校同行、实习医师、进修医师及社会读者提出的合理化建议，将社会责任担当、职业道德精神、创新发展理念、终身学习意识等如盐入水般融入教材，并对教材内容进行了个别字句的订正、勘误。

2023年3月

目 录

绪 论 ······ 1
- 第一节　医院感染基础知识 ······ 1
- 第二节　口腔器械消毒灭菌基础知识 ······ 12
- 第三节　口腔门诊感染控制 ······ 16

第一章　口腔实习医师须知 ······ 22
- 第一节　医院感染管理与防控现状 ······ 22
- 第二节　口腔门诊医院感染的特点 ······ 24
- 第三节　口腔实习医师掌握医院感染知识的必要性 ······ 25
- 第四节　口腔治疗过程中医院感染的传播方式和途径 ······ 26

第二章　职业防护 ······ 32
- 第一节　口腔实习医师操作中的安全防护 ······ 32
- 第二节　口腔实习医师的职责 ······ 42

第三章　患者健康评估 ······ 50
- 第一节　国内口腔诊疗过程中患者健康状况评估现状 ······ 50
- 第二节　患者基础性疾病 ······ 51
- 第三节　口腔诊疗过程发现的主要传染病 ······ 57
- 第四节　口腔卫生宣教 ······ 63

第四章　标准预防 ······ 68
- 第一节　标准预防的基本概念及核心理念 ······ 68
- 第二节　标准预防的实施细则 ······ 69
- 第三节　标准预防分级 ······ 94

第五章　安全注射 … 98

- 第一节　安全注射及相关操作规范 … 98
- 第二节　口腔治疗中的麻醉注射安全问题 … 104
- 第三节　门诊静脉采血常见安全问题及应对措施 … 106
- 第四节　职业风险和血源性病原体管理 … 108
- 第五节　医疗废物管理 … 109

第六章　医疗废物 … 112

- 第一节　医疗废物的概念 … 112
- 第二节　医疗废物的分类及处置 … 112
- 第三节　受污染尖锐器械的管理 … 116
- 第四节　医疗废物的源头减量 … 117
- 第五节　血液和其他体液废物的管理 … 119
- 第六节　拔除离体牙在临床带教实习中的作用 … 119
- 第七节　医疗废物的储存条件 … 120
- 第八节　小结 … 120

第七章　职业暴露应急处置 … 122

- 第一节　职业暴露相关概念 … 122
- 第二节　口腔科职业暴露现状及危害 … 123
- 第三节　口腔职业暴露的原因及相关危险因素 … 125
- 第四节　职业暴露的防护措施 … 128
- 第五节　职业暴露的处理流程 … 130
- 第六节　职业暴露防护相关制度 … 133

第八章　口腔门诊各专业的诊疗操作感染控制 … 137

- 第一节　口腔颌面外科门诊操作感染控制注意事项 … 137
- 第二节　口腔内科专业治疗感染控制注意事项 … 144
- 第三节　口腔修复专业治疗感染控制注意事项 … 152

绪 论

第一节 医院感染基础知识

一、医院感染的概念

医院感染（Nosocomial Infection，NI；Healthcare Associated Infection，HCAI）是指住院患者在医院内获得的感染，包括在住院期间发生的感染和在医院内获得出院后发生的感染，但不包括入院前已开始或者入院时已处于潜伏期的感染。医院工作人员在医院内获得的感染也属于医院感染。发病可在医院内或医院外，取决于所感染疾病的潜伏期与住院时间的长短。如乙型肝炎，虽感染发生在住院期间，但发病却多在出院以后。

从广义上讲，医院感染的对象包括住院患者、医院职工、就诊患者、探视者和陪护家属。这些人在医院区域里获得的感染性疾病均可称为"医院感染"。除住院患者和医院职工外，上述其他类型的医院感染对象在医院里的时间短暂，而且感染因素较多，常难以确定感染是否来自医院，故实际上医院感染的对象主要是指住院患者和医院职工。若患者在入院时已感染了某种疾病并处于该病的潜伏期，入院后发病，则不属于医院感染。所以，医院感染必须是发生在医院内（包括在医院感染而在院外或转院后发病的患者）的感染，多需借助于疾病的潜伏期进行判断。判断方法是从患者入院的第一天算起，凡超过平均潜伏期而发生的感染，均应诊断为医院感染。在应用潜伏期进行判断时，还需结合病原学及流行病学资料来确定。对于潜伏期不详的疾病，一般诊断标准是：从患者入院 48 h 后发生的感染即为医院感染。

医院感染可以在各种医院环境中传播，包括疗养院、病房、手术室或其他临床环境。感染在临床环境中通过多种途径传播，除了受污染的设备、床上用品或气雾剂外，工作人员也可以传播感染。世界卫生组织（WHO）对4个地区（欧洲、东地中海、东南亚和西太平洋）14个国家的55家医院进行的流行病学调查显示，平均8.7%的住院患者发生过医院感染。在任何时候，全世界都有超过140万人患有在医院获得的感染性并发症。欧洲、东地中海、东南亚和西太平洋医院报告的医院感染发病率分别为7.7%、11.8%、10.0%和9.0%。医院感染可导致患者躯体残疾和精神应激。此外，医院感染也是主要的死亡原因之一。基于此，医院感染预防和控制一直是国家、医疗机构和社会关注的焦点，也是医疗安全最核心的环节和重心之一。

医院感染已成为各级医疗机构中突出的公共卫生问题，医院感染控制在现代医疗活动中日益受到人们的重视，是关乎提高医疗质量与保证医疗安全的重要学科。

二、医院感染的分类

医院感染可按病原体的来源、感染部位、感染的微生物种类分类，目前一般采用前两种分类。

1. 按照病原体的来源分类

根据患者在医院获得病原体的来源不同，医院感染分为外源性感染和内源性感染。发生在医院的感染中，内源性感染相当多，是当前细菌感染的新动向。医院感染具有条件依赖性，当患者大量或者长期应用抗生素导致菌群失调，以及机体免疫功能低下时就容易发生感染，尤其是内源性感染。对健康人几乎无侵袭性的平素无害菌（usually harmless microorganism）趁机侵袭免疫虚损宿主（immunocompromised host）甚至免疫衰竭宿主造成的感染，称为机会感染（opportunistic infection）。

（1）外源性感染

外源性感染（exogenousnosocomial infection）也称交叉感染（cross infection），是指患者遭受医院内非本人自身存在的各种病原体侵袭而发生的感染，即病原体来自其他住院患者、医务人员、陪护家属或医院环境。这类病原体在其他患者体内传代，其毒力和侵袭力增强，因而关于它的认识对医院感染的防控具有重要意义。

外源性感染可因医务人员和陪护家属中的慢性或暂时病原携带者直接或通过污染环境间接引起患者发生感染,病原体还可通过医疗器械和物品传播。这类感染在经济不发达的国家所占比例较大,可造成医院感染暴发。医院感染可以通过加强消毒、灭菌工作和采取正确的隔离措施来预防和控制。

(2)内源性感染

内源性感染(endogenous infection)也称自身医院感染(autogenous nosocomial infection),是指在医院内由于各种原因,患者遭受其本身固有细菌侵袭而发生的感染。病原体是来自患者自身贮菌库(皮肤、口咽腔、泌尿生殖道、肠道)的正常菌丛或外来的已定植菌。

在正常情况下病原体对人体并不致病,当住院患者免疫功能下降、体内生态环境失衡或发生细菌移位时可能发生感染。患者长期使用抗生素、免疫抑制剂或激素等,导致机体抵抗力降低,使原存在于患者体内的正常菌群失调,或由于诊断和治疗措施引起损伤,为存在于体内的非条件致病菌提供了侵入门户和途径而发生的感染,如晚期再生障碍性贫血、晚期白血病、晚期癌症等患者发生的感染;再如外科术后造成患者发生伤口感染的葡萄球菌来自自身皮肤;气性坏疽及破伤风杆菌来自肠道,均属内源性感染。随着医学科学的发展,自身感染的比重在不断地增加。内源性感染呈散发性,由于其发病机理复杂、涉及患者基础疾病、诊疗措施复杂等,内源性感染的预防和控制已成为国内外学者研究的热点。

2. 按照感染部位分类

根据感染发生的部位,可以分为如下几类。

(1)呼吸系统医院感染

包括上呼吸道感染、气管炎、气管支气管炎、肺炎。

(2)泌尿系统医院感染

包括有症状的泌尿道感染、无症状菌尿症、泌尿系其他感染(肾、输尿管、膀胱、尿道等)。

(3)消化系统医院感染

包括胃肠炎、胃肠道感染(食管、胃、小肠、大肠、直肠)、肝炎、腹腔内感染(胆囊、胆道、肝、脾、腹膜、腹膜下组织或其他腹腔内组织)、婴儿坏死性肠炎。

(4)骨和关节医院感染

包括骨髓炎、关节或滑囊感染、椎间盘感染。

(5)中枢神经系统医院感染

包括颅内感染(脑脓肿、硬膜下/外感染、脑炎等)、脑膜炎或脑室炎、无脑膜炎性椎管内脓肿。

(6)心血管系统医院感染

包括动静脉感染、心内膜炎、心肌炎或心包炎、纵隔感染。

(7)血液系统医院感染

包括经实验室证实的血液感染、临床败血症。

(8)生殖系统医院感染

包括子宫、附件、盆腔感染、外阴切口感染、阴道壁感染、生殖器其他感染(附睾、睾丸、前列腺等)。

(9)皮肤和软组织医院感染

包括皮肤感染、软组织感染(坏死性筋膜炎、感染性坏疽、坏死性蜂窝织炎、淋巴结/管炎、感染性肌炎)、褥疮(浅层和深部组织感染)、烧伤组织感染、乳腺脓肿或乳腺炎、脐炎、婴儿脓疱病。

(10)手术部位医院感染

包括外科切口感染、外科切口的深部组织感染。

(11)耳、鼻、咽、喉、口腔和眼的医院感染

包括耳感染(外耳炎、中耳炎、内耳炎、乳突炎)、副鼻窦炎、咽炎、喉炎、口腔部位感染、结膜炎、球内感染。

(12)全身感染

指累及多个系统或器官的感染。

三、医院感染的传播过程

传染病的流行过程就是传染病在人群中发生、发展和转归的过程。流行过程的发生需要有3个基本条件,包括传染源、传播途径和易感人群。那么,医院感染的传播也包括以上3个方面,亦称为感染三要素。

1. 传染源(source of infection)

医院感染的传染源是指病原体存在的处所,包括生物性传染源以及非生物性杂物两类。患者、隐性感染者、病原携带者、感染动物等为生物性传染源。非生物性传染源(杂物)包括患者衣物、食品、医疗器械、医疗预防制品以及有利于微

生物生存的环境等。

(1) 患者

患者是大多数传染病重要的传染源。不同病期的患者其传染强度可有不同,一般情况下,以发病早期的传染性最强。慢性感染患者可长期排出病原体,成为长期传染源。在患者接受各种诊断和治疗过程中,含有病原体的血液、体液、分泌物、排泄物等可随时污染诊疗器械及周围的环境与物品。

(2) 隐性感染者

隐性感染又称亚临床感染(subclinical infection),是指病原体侵入人体后,仅诱导机体产生特异性免疫应答,而不引起或只引起轻微的组织损伤,因而在临床上不显示出任何症状、体征,甚至生化改变,只能通过免疫学检查才能发现。在大多数病毒性传染病中,隐性感染是最常见的,其数量远远超过显性感染(10倍以上)。隐性感染过程结束后,大多数人可获得不同程度的特异性免疫,其病原体被清除。少数人可转变为病原携带状态,成为无症状携带者(asymptomatic carrier),其病原体持续存在于体内,如伤寒沙门菌、志贺菌和乙型肝炎病毒感染等。隐性感染在传染病流行期间对防止感染的扩散有积极意义,因为隐性感染者增多了,人群对某一种传染病的易感性就会降低。但另一方面,隐性感染者也可能处于病原携带状态,成为重要的传染源。在某些传染病中,如流行性脑脊髓膜炎、脊髓灰质炎等,隐性感染者在病原体被清除前便是重要的传染源。

(3) 病原携带者

病原携带者本身无临床症状,却能向外界排出、播散病原体,因此其临床意义往往较显性感染者更大,也是医院感染的重要传染源。临床上由患者或医院工作人员作为慢性病原携带者所引起的医院感染事件屡见不鲜。条件致病菌多数属于人体的正常菌群,且常寄生在人体的呼吸道、泌尿生殖道、肠道、皮肤及口腔黏膜等部位,也有的是从环境中进入人体而在这些部位暂时寄居,并不引起临床症状,而且宿主机体也没有体液免疫反应的改变,这是医院感染的特点之一。

(4) 感染动物

医院感染中的动物传染源主要是鼠类。关于鼠类污染食品而导致的医院内鼠伤寒沙门菌感染暴发事件,已有多次报道。此外,变形杆菌、梭状芽孢杆菌、流行性出血热病毒等均可由鼠传播,因此医院内开展灭鼠十分重要。

(5)环境污染物

医院中的某些潮湿环境或者液体适合病原体存活和繁殖。环境污染物是医院感染重要的非生物媒介。一些革兰阴性杆菌，如铜绿假单胞菌、克雷白杆菌、肠杆菌、沙雷菌、不动杆菌等，在医院潮湿的环境或某些液体中可存活很长时间（数日以上），在很少营养物质存在的情况下也能进行繁殖。此外，某些真菌及革兰阳性厌氧芽孢杆菌可在空气、尘土或土壤中长久存活，但不能繁殖。这种污染环境被称为环境贮源，如气体过滤瓶、空调器、注射器械、血液及血液制品、食物、饮用水等常可存有病原体，有的病原体还能繁殖，由它们引起的院内感染也称环境感染。

2. 传播途径（route of transmission）

病原微生物从传染源体内排出后，除少数几种病原体可以直接传播给新的宿主外，大多数都需要依赖外界环境中一些传播媒介的帮助才能实现传播。医院感染传播途径呈多种形式，有空气传播、接触传播、共同媒介物及生物媒介传播四种类型。各种疾病或微生物的播散有其各自途径，因此相应控制和预防方法有所不同。

(1)空气传播

空气传播是以空气为媒介，传播微生物气溶胶。一般通过飞沫、飞沫核和尘埃等方式进行。该传播是否能实现，取决于患者的行为及对病原体的抵抗力。此种传播方式在结核分枝杆菌感染等呼吸道传播疾病和手术切口部位感染中起重要作用。某些呼吸治疗装置（如湿化器或雾化器）、微生物实验室及空调系统等也可产生微生物气溶胶，引起某些呼吸道传染病的医院感染。国内外调查均表明，病原体经空气传播是医院感染的重要途径之一，空气微生物污染会引起呼吸道感染、手术部位感染等，不仅很大程度上影响了患者安全，也增加了患者和医院的经济负担。因此，医院空气净化是预防和控制经呼吸道传播疾病尤其是经空气传播疾病的重要措施之一。

(2)接触传播

接触传播是人与人之间传播的常见方式之一，它分为直接接触传播和间接接触传播。

① 直接接触传播：指患者含病原体的分泌物与其他患者或医护人员不经外界传播因素，直接接触发生的感染。在病床拥挤的室内、患者的日常生活及医疗护理操作中，直接接触是经常发生的。病室内如有感染者，例如皮肤或伤口化脓

性感染、甲型肝炎、感染性腹泻或鼠伤寒沙门菌感染等，在患者间可经直接接触而引起交叉感染。母婴之间可由直接接触而传播疱疹病毒、沙眼衣原体、淋球菌或链球菌等。

② 间接接触传播：指接触了带病原体（链球菌、金黄色葡萄球菌、绿脓杆菌、沙眼衣原体、真菌等）的污染物而发生的感染。在间接接触传播中，常见的方式为病原体从感染源处污染了医护人员的手或病室内杂物（如床单、食具、便器等），再感染其他患者。在这种传播中，医护人员的手起着重要的媒介作用。手由于工作关系经常接触患者的传染性物质及被其污染的物品，很容易将病原体再传给其他患者或医护人员。早已证实手的污染是医院内感染发生的主要原因。现在常发生的导尿管感染、手术切口感染、新生儿皮肤感染等，手在其中都是最重要的传播媒介，因此洗手消毒是切断接触传播途径最简便、易行且有效的措施。

（3）共同媒介物传播

医院中血液、血液制品、药物及各种制剂、医疗设备、水、食物等均为患者常用或共用，因其受到病原体污染引起的医院感染，称为共同媒介物传播。这种传播中最常见的有以下4类。

① 经水传播：医院供水系统的水源，有可能受粪便及污水的污染，未经严格消毒即供饮用，或用来洗涤食具等，可引起医院感染的暴发。医院内经水传播而致伤寒、细菌性痢疾、病毒性腹泻等疾病暴发在国内已有多次报道。

② 经食物传播：多见于肠道传染病。主要因医院中供应的食物被病原体污染所致。由医院供应的食物可经多种途径受到污染，一种可能是食物在生产、加工、运输、储存、烹调、供应过程中被患者、病原携带者或鼠类污染，有时也可被不洁的水、容器、炊具、食具等污染；另一种可能是食物本身带有病原微生物，在加工过程中未被杀死，患者食后导致医院感染的发生。经食物传播的疾病常见的有鼠伤寒沙门菌病、细菌性痢疾、病毒性肝炎及食物中毒等。

③ 经药品及各种制剂传播：主要包括以下4种。

a. 血液及血液制品。输血可传播乙型肝炎病毒、丙型肝炎病毒、巨细胞病毒、弓形体、艾滋病病毒等。既往我国输血后乙型肝炎感染率约10%，近年来由于采取了相关措施，情况有所好转。但输血后发生丙型肝炎的事例仍屡有发生，应引起重视。国外血液制品的危险性已为人所共知，进口血液制品中曾多次检出艾滋病病毒抗原。因此，凡未经检验的血液制品不得使用。

b. 输液制品。此类制品可在生产过程和使用中受到病原体污染，多数细菌可在溶液中生长繁殖，使用后可致医院感染的暴发或流行。1976年美国发生过一次由输液制品污染引起的全国性菌血症暴发。由于输液制剂消毒不合格，国内也曾发生多起菌血症暴发。

c. 静脉高能营养液。它在国内已广泛应用。国外曾报道因白色念珠菌污染此液导致15%的使用者发生致命性感染（该菌可在此液中增殖）。

d. 药品。医院中各种口服液及外用药液中常可检出绿脓杆菌、克雷白杆菌、大肠杆菌、沙雷菌、不动杆菌等条件致病菌。某些动物性药品，例如从甲状腺粉剂中曾检出沙门菌，并引起感染。也有人曾报道泌尿科氯己定冲洗液中有假单胞杆菌污染，导致患者发生尿道感染。

④ 经各种诊疗仪器和设备传播：医院中有许多侵入性诊疗器械和设备，如纤维内窥镜、血液透析装置、呼吸治疗装置、麻醉机、雾化吸入器以及各种导管、插管等。因结构复杂或管道细长、不耐热力，管道内的污染物（血液、黏液）不易清除，常规化学方法达不到灭菌要求；有的在使用过程中，常被各种医疗用液污染，如冲洗液、雾化液、透析用液、器械浸泡液等。

(4) 生物媒介传播

此种传播在医院感染中虽非主要，但在一些虫媒传染病流行区内，医院若无灭虫、灭鼠等措施时，一些疾病也可在病房中传播，如流行性乙型脑炎、疟疾、流行性出血热、流行性斑疹伤寒等。蝇及蟑螂在病房中可传播肠道传染病。

3. 易感人群（susceptible population）

病原体侵入机体后是否引起感染主要取决于病原体的毒力和宿主的易感性。宿主的易感性由病原体的定植部位和宿主的防御功能决定。如大肠杆菌定植于肠道时并不引起感染，而定植于泌尿道时则引起感染。宿主的防御功能由特异性和非特异性免疫功能所构成，前者对传染病病原体的防御具有重要意义，而后者对抵抗各种条件致病菌侵袭或感染具有重要意义。因此，宿主的免疫功能在医院感染的防御中起着非常重要的作用。

常见的医院感染的易感人群主要有以下几种。

(1) 机体免疫功能严重受损者

此类易感人群常指患有各种恶性肿瘤、糖尿病、造血系统疾病、慢性肾病及肝病等的患者，和接受各种免疫抑制剂治疗（如化疗、放疗、皮质激素及抗癌药等治疗）的患者，以及婴幼儿、老年人和营养不良者。这些患者均可由于疾病、治疗、年龄及营养状况导致自身的非特异性免疫功能遭受极大的破坏，使机体处于对病原体的易感状态。

（2）接受各种介入性操作者

介入性操作易使机体的皮肤、黏膜遭受损伤，使人体的天然屏障遭到破坏，为病原体的侵入提供有利的条件。

（3）长期使用广谱抗菌药物者

长期使用广谱高效抗菌药物可使患者机体菌群失调，细菌产生耐药性，从而导致耐药性细菌及真菌感染，增加消化道及泌尿道感染的易感性。

（4）手术时间或住院时间长者

手术时间的长短与手术部位感染的危险性成正比，即时间越长，感染的机会越大。因为时间越长，切口组织受损越重，易致患者局部及全身抵抗力下降，并且时间越长，手术操作的准确性越难以保证，这些因素均易造成患者对病原体的易感状态。此外，医院感染的发生与患者住院时间的长短关系较为密切，表现为患者住院时间越长，病原微生物在患者体内定植的机会就越大，患者发生医院感染的危险性就越大。

四、医院感染的诊断原则

首先，感染的实质是微生态平衡与微生态失调转化的表现形式，诊断步骤应按临床资料、实验室结果及疾病诊断指征而判断。其次，再按医院感染的诊断标准判定是否属于医院感染。

1. 属于医院感染的情况

① 对于无明显潜伏期的感染，在入院48 h后发生的感染为医院感染；有明确潜伏期者，以自入院时起超过平均潜伏期的感染为医院感染。

② 本次感染直接与上次住院有关。

③ 在原有感染基础上出现其他部位新的感染（除脓败血症迁移灶外），或在原感染已知病原体的基础上又分离出新的病原体（排除污染菌和原来的混合感染）的感染。

④ 新生儿经产道时获得的感染。

⑤ 由于诊疗措施激活的潜在性感染，如疱疹病毒、结核杆菌等的感染。

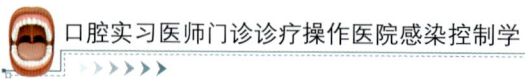

⑥在免疫低下的患者中可先后发生多部位或多系统的医院感染,在计算感染次数时,应分别计算。例如,肺部感染或尿路感染同时或先后发生时,应算两次。

2. 不属于医院感染的情况

①皮肤黏膜开放性伤口只有细菌定植而无症状及体征。

②由创伤或非生物因子刺激而产生的炎症反应。

③新生儿经胎盘获得的感染(出生后48 h内发病),如单纯疱疹、弓形体病、水痘等。

④患者原有的慢性感染在医院内急性发作。

五、医院感染的预防与控制措施

医院感染的预防与控制是一项复杂工作,涉及的问题比较多,如有关患者的诊断、治疗、护理以及消毒、隔离等规章制度的建立和执行,医院的建筑、病室的配备,医院感染管理体系是否建立健全等,但最重要的是要做好严格的无菌操作、对患者的正确处理,制定相关的卫生技术操作规程以及严格的医院管理制度等。

1. 日常的常规工作

由于医院感染具有其特殊性和复杂性,因此要预防和控制医院感染的发生,平时必须注意做好以下几方面的工作。

(1)加强医院感染的管理力度

要依法开展医院感染的管理工作,建立健全各级医院的医院感染管理体系,不断提高医院领导及医护人员的预防感染发生的思想意识,奖罚分明。加强对住院患者的管理及严格分诊制度,做好医院感染的常规监测工作。

(2)优化医院布局

在医院建筑设计时就应考虑到防止院内交叉感染的问题,同时需兼顾方便患者就诊和治疗,妥善处理各种废弃物,以免污染环境。例如,传染病科应设在单独建筑内;医院的出入口、走廊、楼梯、电梯等公用通道均应注意有效地防止交叉感染;病室中两排床之间最小间距应为1 m;每床占用横宽最好为2 m;传染病房污水应有消毒处理设施;候诊室最易发生交叉感染,应分科设立,尤其是儿科,应设预检诊室,怀疑为传染病患儿时,应送隔离诊室诊察,并有专用出口。

依据我国对医院候诊室提出的卫生标准[《医院候诊室卫生标准》(GB 9671—1996)]，要求菌落总数不超过 4 000 个 /m³。

(3) 加强临床对抗生素应用的管理

临床对抗生素药物的大量应用甚至滥用，不仅可使病原体产生耐药性，同时也易导致患者机体发生微生态失调而引起内源性感染的发生。因此，临床医师平时必须加强对抗菌药物知识的学习，认真遵守抗菌药物的应用原则，严格掌握其适应证，及时进行病原学检验和按药敏试验合理选用抗菌药物。

(4) 加强医院消毒灭菌的监督、监测

各级和各类医院在开展医疗服务的同时，必须严格执行消毒及灭菌等规章制度，及时杀灭或消除医院环境中医疗用品及日常生活用品上的病原体，切断各种传播途径，有效防止医院感染的发生。在具体消毒工作中应针对不同的消毒对象，选择适宜的消毒方法，并加强消毒灭菌的质量控制工作。对其他消毒方法（如紫外线）应及时监测其强度是否符合要求，对压力蒸汽灭菌必须每锅进行工艺监测，每包进行化学监测和每月进行生物监测。总之，对医院消毒灭菌的监督、监测一定要按有关法规及技术规范进行，同时还需加强对临床医务人员的业务培训，包括消毒灭菌方法的选择、适用范围、使用方法、优缺点和注意事项等，做到能够合理选用和应用消毒灭菌方法。

(5) 加强对医源性传播因素的监测与管理

对使用中的诊疗用液应定期进行细菌学监测，禁止使用已污染的液体。对血液及其制品从献血员的筛选到其制成品都应进行严格的病原学检查，尤其应注意对各型病毒性肝炎及艾滋病的检测。对医院中各种介入性的诊疗操作应严格掌握其适应证，并注意其清洗、消毒与灭菌，以减少感染机会。

(6) 加强临床一次性无菌医疗用品的购入及使用管理

主要应加强其质量的监督监测，以防不合格的产品进入临床。同时还需对其使用后的初步消毒与毁形处理加强管理，防止未经无害化处理的一次性无菌医疗用品流入社会，造成公害。

2. 医院感染发生时的措施

医院感染一旦发生应立即组织医院感染管理的相关人员进行流行病学调查，尽快查清引起医院感染流行的三环节，并及时采样进行病原学检测，同时还需积极采取以下措施。

(1)隔离患者

对已发生医院感染的患者须立即进行隔离，直至连续进行病原学检查确认其无传染性，方可解除隔离。

(2)检疫

是指对接触者进行医学观察，对已发生医院感染的相关科室进行终末消毒，同时停止收容新患者，直至超过该病最长潜伏期且确定无新的感染发生为止。有条件的还可对接触者实行被动免疫，以增强其抵抗力。

(3)检查病原携带者

医院感染发生后，若经流行病学调查仍找不到传染来源，此时应考虑是否有病原携带者的存在，应检对象包括患者、医院工作人员及一些常来医院陪护、探视的人员。

第二节　口腔器械消毒灭菌基础知识

一、消毒与灭菌的概念

消毒是指杀灭或清除传播媒介表面的致病微生物，使其达到无害化处理，但病毒、芽孢却不一定能灭活。

灭菌是指杀灭或清除传播媒介上的一切微生物，包括细菌、病毒、芽孢等的处理。

二、消毒灭菌的原则

复用口腔器械应达到一人一用一消毒或灭菌。

穿透软组织、接触骨、进入或接触血液或其他无菌组织的口腔器械属高度危险口腔器械，如拔牙器械(图0-1)、牙周器械、根管器械、手术器械等，应达到灭菌水平。

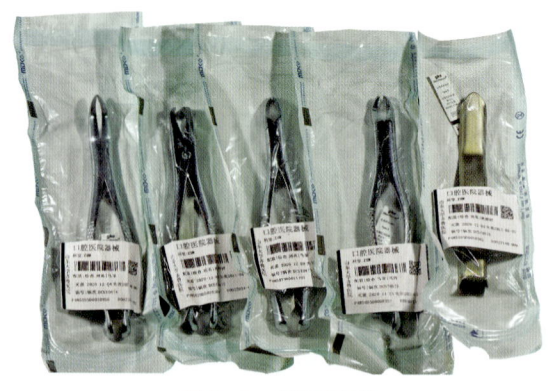

图0-1　拔牙器械

接触未破损皮肤,不穿透软组织、不接触骨、不接触或进入血液或其他无菌组织的口腔器械属中度危险口腔器械,如检查器械、正畸用器械、修复用器械等,应达到高水平消毒或灭菌。

不接触患者口腔或间接接触患者口腔,参与口腔诊疗服务,虽有微生物污染,但在一般情况下无害,只有受到一定量的病原微生物污染时才造成危害的口腔器械属低度危险性医疗器材,这些低度危险口腔器械,如调拌刀、橡皮调拌碗、技工钳等,应达到中或低水平消毒。

三、常用的消毒与灭菌的方法

根据材质、危险程度,口腔器械可采用压力蒸汽灭菌、干热灭菌、环氧乙烷灭菌、过氧化氢等离子低温灭菌、低温甲醛蒸汽灭菌、化学浸泡、湿热消毒等方法进行消毒灭菌。

1. 消毒方法选择

① 消毒只适用于中、低度危险的器械,能耐湿、耐热的器械尽量选择物理消毒。

② 中度危险的口腔器械,使用高水平消毒液消毒或灭菌。

③ 低度危险的口腔器械,根据器械的材质不同,可采用机械热力消毒和中、低水平及以上消毒液消毒,如抛光布轮可采用机械热力消毒和化学浸泡消毒,橡皮调拌碗、调拌刀可采用化学浸泡消毒(图0-2,图0-3)。

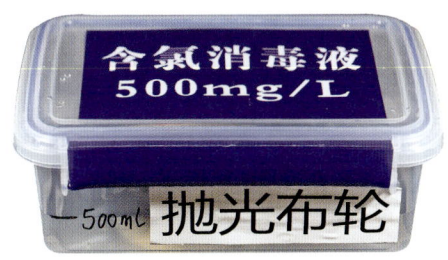 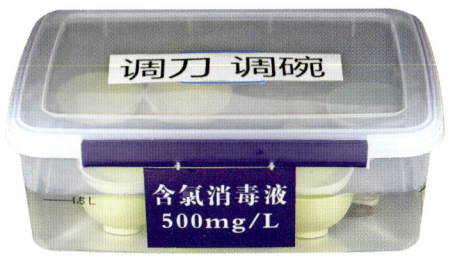

图0-2 抛光布轮　　　　　　　　图0-3 橡皮调拌碗

2. 灭菌方法选择

① 口腔器械大部分是金属材质,耐湿、耐热,应首选物理灭菌。

② 耐热但不耐湿、蒸汽或气体不能穿透的物品应选择干热灭菌,如油脂、钛钢材质的器械等。

③ 不耐高温、湿热的器械宜选择环氧乙烷灭菌器、过氧化氢等离子低温灭菌器、低温甲醛蒸汽灭菌器等进行灭菌，如电刀笔、马达连接线等（图0-4）。

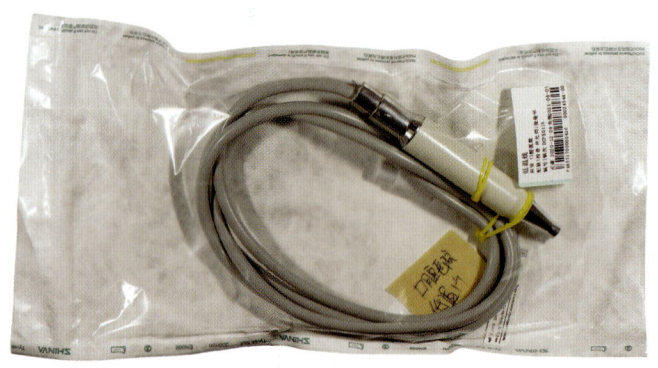

图0-4　低温消毒灭菌

④ 不耐高温、湿热的器械，能够充分暴露在消毒液中的器械，没有低温灭菌条件时，可使用化学灭菌剂浸泡。

四、消毒方法

消毒方法分物理消毒和化学消毒。

1. 物理消毒

物理消毒以湿热消毒为主，一般只用于低度危险器械的消毒，根据消毒的温度不同，消毒持续时间也不同。消毒后直接使用的器械，消毒温度应≥90℃，持续时间≥5 min。

2. 化学消毒

（1）中度危险器械

采用灭菌或高水平消毒。达到高水平消毒常用的方法包括采用含氯制剂、邻苯二甲醛以及能达到灭菌效果的化学消毒剂如戊二醛（图0-5），在规定的条件下，以合适的浓度和有效的作用时间进行消毒。非金属器械可使用500 mg/L的含氯消毒剂浸泡；金属器械可采用含量为5.5 g/L邻苯

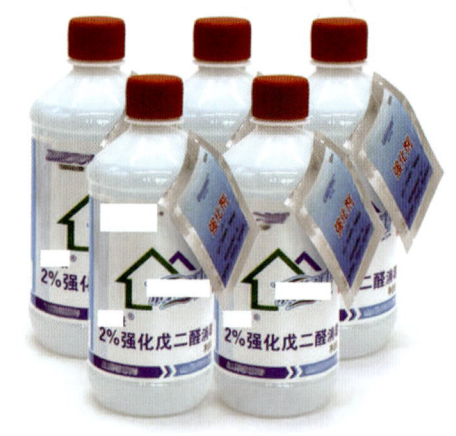

图0-5　戊二醛消毒液

二甲醛溶液或2%戊二醛浸泡。

(2) 低度危险器械

采用中、低水平消毒。常用的消毒剂有碘伏、醇类、复方季铵盐类化合物等(图0-6)，以合适的浓度和有效的作用时间进行消毒。

(3) 浸泡操作

将洗净、干燥的口腔器械放入合适浓度的消毒液中，器械关节打开，完全浸没于消毒液中(图0-7)，管腔器械需将管腔内注满消毒液，浸泡容器加盖，消毒作用到产品使用说明规定的时间。使用前，高水平消毒要求的，采用净化过的日常饮用水冲洗(图0-8)，中、低水平消毒要求的，使用城市自来水冲洗，清洁毛巾擦干后使用。

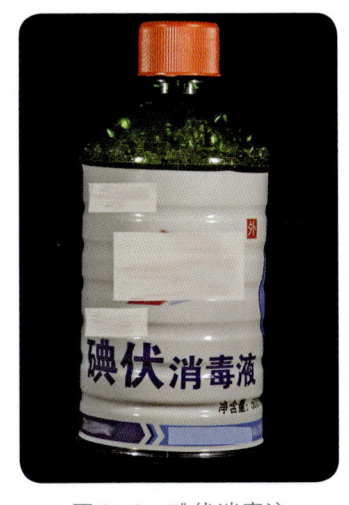

图0-6　碘伏消毒液

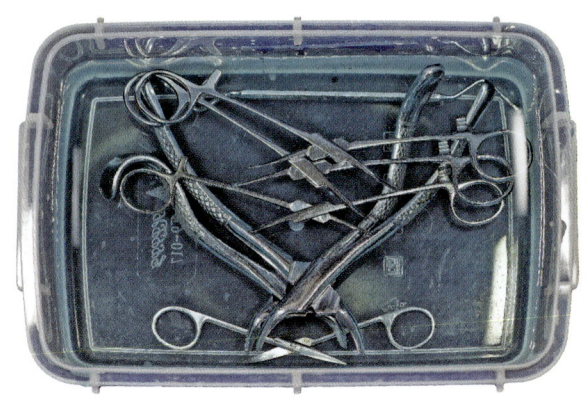

图0-7　打开关节的浸泡器械

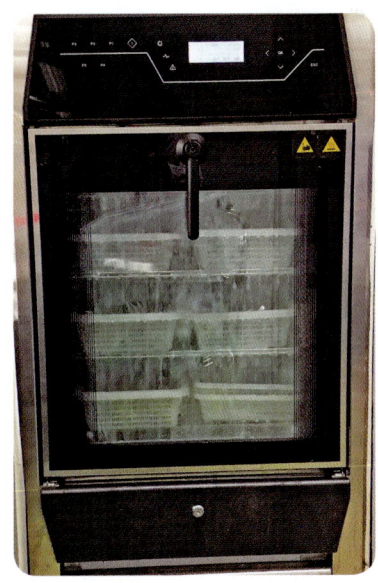

图0-8　纯水冲洗

3. 注意事项

① 浸泡消毒器械必须彻底清洗、干燥。

② 浸泡消毒从最后一件器械浸没于消毒液开始计时，中途加入物品均应重新计时。

③ 戊二醛使用前应先加入激活剂，再加防锈剂充分混匀。在20~25℃温度条件下，加入pH调节剂和亚硝酸钠后的戊二醛溶液保存时间应小于14天。

④ 邻苯二甲醛接触皮肤会导致着色，配制时应戴手套，配制后溶液采用专用塑料容器，消毒液连续使用应小于14天。

⑤ 含氯制剂使用液应现配现用，使用时限小于24 h。

⑥ 使用中的消毒剂应监测其浓度。

⑦ 避免消毒液对皮肤产生刺激，若不慎接触，应立即用大量生理盐水或清水连续冲洗，直至冲洗干净。

五、灭菌方法

常用的灭菌方法有压力蒸汽灭菌法、干热灭菌法、化学灭菌法、低温灭菌法和放射线灭菌法等5种。

1. 压力蒸汽灭菌法（steam sterilization）

此为最有效且应用最广泛的灭菌法。

2. 干热灭菌法（dry heat sterilization）

利用高温热气对流原理灭菌。

3. 化学灭菌法（chemical sterilization）

包括化学蒸汽灭菌法、氧化乙烯灭菌法和化学液体浸泡灭菌法。

4. 低温灭菌法（low temperature sterilization）

包括环氧乙烷及过氧化氢等离子低温灭菌法等。

5. 放射线灭菌法（radiation sterilization）

用一定量的γ射线照射，达到灭菌效果。常用于制造商对大批医疗器械的消毒与灭菌，而不适用于一般医疗机构的口腔器械。

第三节　口腔门诊感染控制

一、口腔门诊的医院感染危险因素

口腔医学专业的特殊性在于诊断、检查及治疗都是在口腔这一有菌环境中进行的。各种诊疗操作过程中不可避免地会接触带有病原微生物的血液和唾液，传播感染概率大大增加，同时口腔治疗所用到的各种设备在工作时产生的微生物气溶胶也会造成诊室内的环境污染，因此口腔门诊是易发生院内感染的高风险科室。

1. 环境污染

口腔门诊是集检查、诊断、治疗为一体的场所,在诊疗中,牙钻高速旋转使口腔里的唾液、飞沫向周围飞溅,造成空气、物品污染。这些气雾集中在口周 90 cm 范围内,多数颗粒大小均 <50 μm,可以在空气中存在很长时间,因此口腔门诊诊室空气污染比较严重,是潜在的传染因素。修复义齿打磨的粉尘亦是空气污染的主要原因。

2. 口腔科各类器械的污染

口腔诊疗器械大小种类繁多、形状各异、材质复杂、精致锐利,可直接被患者的血液、唾液或分泌物污染,尤其是高速涡轮牙科手机在使用过程中,产生的负压会使患者口腔内的血液、唾液、龈沟液、组织碎片、各种微生物等回吸入机头内部,若清洗、消毒、灭菌不彻底,给下一例患者治疗时便往往导致交叉感染。此外,根管治疗器械、拔牙钳、牙挺、凿子、牙颌模型等治疗器械也是传染疾病的媒介。

3. 口腔各类敷料的污染

口腔诊疗敷料,小至棉球、棉条,大到纱布块、纸巾等,品种多样,诊疗后如回收不力或乱丢、乱放也会使带血的纱布块、棉球污染环境,造成交叉感染。

4. 口腔科一次性医疗用品使用后污染

口腔科推广使用一次性医疗用品,如注射器、镊子、治疗盘、口杯、气枪头、吸唾管以及一次性手套、一次性防护服等,在防止医院交叉感染方面起到积极作用。但是,分类回收、运输过程中管理不严,也是引起感染的危险因素之一。

5. 医务人员手的污染

在诊疗过程中,医务人员的手不可避免地要与患者的唾液、血液和分泌物等直接接触,操作后医生手 HBsAg 污染率可达 9.38%,如果不进行正确的洗手或及时更换手套,医生的手就成了最好的传播媒介。

二、口腔医源性感染控制原则

避免接触血液、唾液和分泌物,注意医生自我保护和屏障设置、疫苗接种、空气消毒。

限制血液、唾液及分泌物的扩散,避免污染环境,包括:① 使用一次性器械、贴防污膜等；②诊疗中使用橡皮障和负压抽吸系统；③诊疗污染物与废弃物应正规处理；④诊疗后对诊疗环境及时消毒擦拭。

加强控制医源性感染的管理，包括：①成立医院感染管理组织；②制定工作职责和任务，建立控制医源性感染规范；③建立控制医源性感染管理制度；④定期进行感染监测，如感染发病率监测，诊室空气、物品、灭菌物、药品、消毒液、医护的手等消毒与灭菌效果的卫生学监测等。

三、口腔诊室医源性感染控制措施

1. 对就诊患者的管理

①对就诊患者询问有无传染病史，进行体格检查及实验室检查。

②开诊前嘱患者用3%过氧化氢消毒液含漱。

2. 医务人员的个人防护屏障

①医务人员进行口腔诊疗操作时，应穿防护服、戴口罩、帽子、护目镜或防护面罩，保护脸部和鼻、眼免受污染。

②操作时必须戴手套；每次接诊新患者时，必须洗手或速干手消毒后更换手套；当手套破损时，应立即洗手并重新更换；使用锐利器械如针头、解剖刀片以及其他锐利器械安装与拆卸时，应使用工具夹持，以免划伤皮肤。

③每次操作前及操作后应当严格洗手（六步洗手法）或进行速干手消毒。

3. 限制污染

①医疗机构应配置中心负压系统，尽可能"四手操作"，可减少污染扩散和空气污染。

②治疗过程中可能触及的区域使用一次性防污膜覆盖以避免污染，如治疗台拉手、灯柄、开关、吸引器软管等。

③规范医生操作。操作前做好用物准备，需要时由护士协助添加用物；严禁用污染手或戴手套的手使用无菌持物镊夹取物品或拉抽屉取物；患者使用后的器械、钻针、取出的印模应放在患者专用的检查盘内，不得乱放；写病历、接电话、拉抽屉应取下污染手套后洗手或加戴一次性薄膜手套触摸，一次性薄膜手套用后弃去。

④使用可拆卸消毒的三用枪头或一次性三用枪，一人一换。

⑤与皮肤接触、可能暴露在体液或唾液飞沫中的器械，以及可能被污染的手

碰触的器械，如高频电刀、牙髓活力测试器、超声洁牙手柄、光固化机手柄、口腔内镜摄像头、数字化牙片机CCD传感器、X射线胶片等，使用一次性防护套或使用后用消毒湿巾消毒擦拭。

⑥ 从患者口腔中取出的物品、印模、蜡型、模型及修复体等需在送技工室前先进行消毒处理，可采用印模消毒清洗机消毒或消毒液浸泡消毒。

4. 设备、器械的消毒与灭菌

按照2005年原卫生部（现并入国家卫健委）印发的《医疗机构口腔诊疗器械消毒技术操作规范》要求处理。

5. 诊室空气消毒

（1）自然通风

应根据季节、室外风力和气温，适时进行通风，保持空气清新，每天应开窗换气2~3次，每次不少于30 min。自然通风时间不少于1 h，应增加辅助通风设备，使空气流通。

在口腔诊疗过程中，感染可通过直接接触血液、唾液或诊疗单位受污染的处理水、麻醉针伤害的黏膜、飞沫和气溶胶飞溅发生，或间接接触受污染的器械和物表而发生。通过在工作中采取安全预防措施和实施感染控制指南，可以避免在口腔诊疗环境中意外接触感染。

总之，口腔医师，特别是口腔实习医师，须接受及学习在工作场所可能面临的危险以及如何预防的教育。此外，在口腔医师开始专业工作之前，须遵守医院及口腔门诊感染防控规则和指导方针，并进行定期的"复习"培训，以强化规则和程序。

（2）紫外线消毒

① 消毒方法：治疗结束后，在无人的情况下，开启紫外线灯，照射时间为30~60 min。

② 注意事项：紫外线灯采取悬吊式或移动式直接照射。灯管吊装高度为距离地面1.8~2.2 m。紫外线灯消毒室内空气时，房间内应保持清洁干燥，减少尘埃和水雾。温度<20℃或>40℃时，或相对湿度>60%时，应适当延长照射时间，应保持紫外线灯表面清洁，每周用75%酒精棉球擦拭一次。发现灯管表面有灰尘、油污时，应及时擦拭。

③ 强度监测：每3~6个月监测一次强度，30 W的紫外线灯使用中的强度，

在 1.0 m 处应 >70 μW/cm², 按面积要求, 强度应 >1.5 W/m², 监测方法为开启灯管 5 min, 待灯管稳定后, 用 1 m 挂杆挂住灯管, 强度测试纸正面朝上, 照射 1 min, 注意做好眼睛、皮肤的防护。

(3)空气消毒机

① 空气消毒机类型：目前临床上使用的空气消毒机, 按消毒原理可分为静电吸附式空气消毒机和循环风紫外线空气消毒机。前者采用静电吸附和过滤材料, 后者采用高强度紫外线和过滤系统, 达到消除空气中的尘埃和微生物的目的。

② 消毒方法：空气消毒机有框式和壁挂式两种, 适用于有人状态下的空气消毒, 按需设定时间, 定时开启使用。

③ 注意事项：消毒时应关闭门窗；进风口、出风口不应有物品覆盖或遮挡；要定时清洗滤网, 保持滤网清洁。

复习题

1. 掌握医院感染的概念、分类、传播过程。
2. 掌握口腔器械消毒灭菌的基本知识。
3. 熟悉口腔门诊感染控制措施。

参考文献

[1] 王建华. 流行病学 [M]. 7 版. 北京：人民卫生出版社, 2008.

[2] 李兰娟, 李刚. 感染病学 [M]. 2 版. 北京：人民卫生出版社, 2014.

[3] 李刚. 口腔诊所感染控制 [M]. 北京：人民卫生出版社, 2013.

[4] 张志君. 口腔设备学 [M]. 3 版. 成都：四川大学出版社, 2008.

[5] 俞雪芬, 谷志远. 口腔门诊感染控制操作图谱 [M]. 北京：人民卫生出版社, 2013.

[6] 贾辅忠. 感染病学 [M]. 南京：江苏凤凰科学技术出版社, 2010.

[7] Xia J, Gao J, Tang W. Nosocomial infection and its molecular mechanism sofa ntibiotic resistance[J]. Biosci Trends, 2016,10(1): 14−21.

[8] An N, Yue L, Zhao B. Droplets and aerosols in dental clinics and prevention and control measures of infection[J]. Chinese journal of stomatology, 2020, 55(4): 223−228.

[9] Al-Zoughool M, Al-Shehri Z. Injury and infection in dental clinics: Risk factors and prevention[J]. Toxicol Ind Health, 2018, 34(9): 609-619.

[10] Alharbi G, Shono N, Alballaa L, et al. Knowledge, attitude and compliance of infection control guidelines among dental faculty members and students in KSU[J]. BMC Oral Health, 2019, 19(1): 7.

[11] 姚希, 张冰丽, 巩玉秀, 等.《医院空气净化管理规范(WS/T 368—2012)》实施情况调查[J]. 中国感染控制杂志, 2019, 18(11): 1032-1037.

[12] 吴峻岭, 梁伟, 季新, 等. PDCA 循环法在口腔临床实习医院感染教学中的应用——以手卫生为例[J]. 卫生职业教育, 2019, 37(10): 102-104.

[13] 吴晓磊, 靳祥堂. 口腔科门诊医院感染因素分析与管理对策[J]. 中华医院感染学杂志, 2009, 19(23): 3220-3221.

（吴峻岭　王　萍）

第一章

口腔实习医师须知

第一节　医院感染管理与防控现状

医院感染控制与医疗质量和医疗安全密切相关，直接影响患者安全和医务人员的健康。口腔疾病诊疗主要以门诊为主，口腔诊疗基本是在患者有菌的口腔内进行，一方面医务人员对医院感染的认识不足、缺乏自我防护意识，另一方面门诊患者在接受口腔疾病诊疗操作过程中的感染控制也往往被忽视，使得医务人员被患者体液、诊疗器械、环境交叉污染所感染的风险增加。

早在20世纪50年代，发达国家已开始进行医院感染的研究与控制。20世纪70年代起，国外有学者开始重视病毒性肝炎特别是乙型肝炎与口腔诊疗的关系。20世纪80年代初期，人类免疫缺陷病毒（HIV）感染者能够被识别，进一步引起国外口腔界的高度重视。美国疾病预防与控制中心（CDC）、世界卫生组织（WHO）、美国牙科协会（ADA）等国家及有关组织相继提出了针对口腔诊疗方面的感染控制与管理的指导建议。

我国感控事业起步较晚，但从80年代末也开始重视口腔诊疗的感染控制，1988年口腔医疗机构在诊疗操作中开始使用橡胶手套，1998年全国推行"牙科手机一人一用一灭菌"，1999年原卫生部开展了"加强口腔医学基础设备项目"，为全国34家口腔医院和综合性医院口腔科配备了消毒灭菌设备和牙科手机，推进了口腔医疗机构控制交叉感染的工作进程。1998年，徐岩英、L.P.圣曼雅克、郭传瑸等撰写了我国第一部口腔医院感染专著《口腔医院感染控制的原则与措施》。2000年，原卫生部发布《医院感染管理规范（试行）》，对口腔科的医院感染管理工作提出了明确的要求，2002年颁布实施的《消毒技术规范》中增加了"口腔诊疗器具与环境的消毒与灭菌"内容。

2003年,"非典"肆虐全国,抗疫工作中医护人员感染、医院内交叉感染等事件,暴露了我国院感防控工作和救治工作的薄弱环节,如医护人员的院感防控意识、医院领导对院感的重视程度不强,以及手卫生、清洁与消毒不彻底等问题。非典疫情结束后,国家全面重视院感工作,"建章立制",推动了全国的感控工作快速发展,尤其是口腔专科医院对院感防控工作的重视程度得到了提升。据有关资料表明,由于口腔诊疗的特点和口腔器械特殊性,加之缺少安全消毒处理规范,部分医务人员无菌操作不规范,由此导致的口腔诊疗中医院感染越来越引起人们的关注。为加强口腔诊疗器械消毒灭菌工作,预防和控制口腔诊疗过程医源性交叉感染,迫切需要建立可遵照执行的口腔器械消毒技术操作标准。2005年,原卫生部制定并发布了首个口腔专业感染控制的行业规范——《医疗机构口腔诊疗器械消毒技术操作规范》,明确了开展口腔诊疗服务的医疗机构必须遵循消毒技术操作规范,避免传染性疾病和其他疾病在口腔诊疗服务中的传播,保障口腔就诊患者的医疗安全。

2006年《医院感染管理办法》颁布,从管理层面进一步明确医疗机构在预防和控制医院感染方面的责任,全国各口腔专科医院配置口腔感控专职人员,建立了医院感染管理部门,各临床科室成立了科室医院感染管理小组。通过健全医院感染管理组织、加强医院感染知识培训、重视消毒灭菌质量管理以及无菌操作技术的应用,进一步推动了口腔诊疗机构的院感防控工作。2009年医疗机构为诊疗操作中医护人员配备了口罩、护目镜或面罩等防护用品,加大医院感染防控措施的落实力度,提高口腔医疗行业感染控制的水平,保障了医疗安全。

为进一步加强口腔诊疗器械消毒灭菌工作,保障医疗质量和患者安全,2016年国家卫健委颁布《口腔器械消毒灭菌技术操作规范》,规定了口腔器械消毒灭菌的管理要求、基本原则、操作流程、灭菌监测、灭菌物品放行和器械储存要求。这些法规、文件的出台,完善了我国口腔诊疗感染的预防和管理,为指导与规范全国口腔医务人员和医疗机构口腔诊疗感染的预防与控制提供了技术依据。

卫生行政部门为推进医院感染预防与控制工作,采取多种形式进行各种督查和医院评审工作。如在三级甲等口腔专科医院等级评审标准中,将院感控制工作纳入其中,充分显示了对口腔专业感控工作的重视。连续数年开展的医院管理年、质量万里行、三好一满意、大型医院巡查等督查工作中,每一项督查、评审

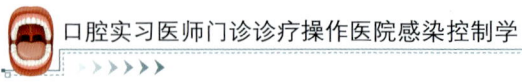

均涉及口腔专业的院感控制工作。通过督导检查、评审工作的开展，强化口腔专科医院的院感防控工作，督促院感工作不断的改进和提高。

随着医学科学技术的飞速发展，口腔诊疗新技术、新理念不断应用于临床，医院感染的预防与控制面临着更多的挑战。尽管从20世纪80年代以来，口腔专科医院感染管理对诊疗过程中交叉感染的重视程度不断增强，卫生行政部门对口腔医疗机构医院管理工作的重视程度越来越高，且国家层面出台了一系列医院管理相关规范与行业技术标准，医务人员仍需要高度重视，严格贯彻执行感染管理的法律法规、技术规范及医院感染预防和控制的规章制度。将医院感染管理理念、规范和标准要求融入日常诊疗活动中，是医务人员依法规范执业的一部分，落实感染防控措施是医务人员的义务和职责。

第二节　口腔门诊医院感染的特点

口腔门诊因诊疗空间的特殊性，使得医务人员经常暴露于血液、唾液及锐器伤等多种高危因素之中。由于患者数量多、流动性大，病情隐蔽性较强，诊疗操作时医患面对面，医务人员将直接近距离与患者的唾液和血液频繁接触，诊疗中喷溅操作产生的飞沫、气溶胶，将污染诊疗器械、医护人员、诊疗环境等，对医务人员及患者的健康和安全造成极大威胁。因此，医务人员在为患者提供口腔诊疗时应重视职业防护，严格落实医院感染控制措施，保障患者和自身的健康与安全。

一、防护意识

口腔门诊医务人员在诊疗操作中存在感染控制意识欠缺，职业防护认识不足的现象，主要原因包括：一是目前我国高等医学院校几乎没有开设医院感染课，在教学计划中也没有医院感染课程，医务人员及医学生对医院感染防控知识的了解和掌握比较薄弱，这与我国目前对医院感染学的教育重视不够有关；二是口腔门诊患者流动性大、复诊次数多，就诊患者中存在其他疾病处于潜伏期的患者、无症状带菌者和不愿透露病情患者。目前各项口腔诊疗操作，绝大多数均伴有创伤性出血，在操作过程中，医务人员经常直接与患者接触，肢体容易被患者血液、唾液等分泌物污染，如医务人员在诊疗操作过程中，对防止交叉感染的措施认识不足，无法常规使用标准预防措施，操作流程不严格，则大大增加了医务人员、患者甚至家人的感染风险。

二、诊疗环境

口腔诊疗操作大多是在患者口内进行，属侵入性操作。诊疗期间，如高速手机旋转切割、三用枪及超声洁治器的使用，会产生大量含有细菌气溶胶的飞沫，这种气溶胶的飞沫包含了患者血液、唾液、微生物及其他碎屑，极易污染诊室空气、物体表面及诊疗操作中医务人员的手、面部及工作服，以及牙椅诊疗区域，甚至诊疗操作边缘区域。如未规范采取有效预防措施，将会直接导致医院感染的发生。

三、器械仪器

口腔器械中，重复使用的器械品种较多，该类器械体积小、数量大、结构精密、腔隙多，在诊疗过程中，可直接被患者唾液、血液等污染。当前，我国医院对这些器械尚无法进行彻底、有效的清洗消毒灭菌。口腔综合治疗台内部管路系统复杂，特别如高低速涡轮手机、洁牙手柄、根管治疗器械、牙周器械等，灭菌尤为困难。以高低速涡轮手机为例，在停止旋转的瞬间，将导致患者口腔中的唾液、血液等回吸入手机内部，难以彻底清洁，极易导致口腔诊疗中的交叉感染。医务人员进行诊疗及护理操作时经常接触各种锐利的口腔器械，例如徒手传递器械、诊疗台未分区使用、注射器针头用后未及时取下等不规范操作，极易造成污染了血液的针头或锐器器械刺伤身体这一类事件的发生，导致血源性疾病感染的风险增加。

因此，医务人员在口腔诊疗操作中必须常规落实标准预防感染防控措施，尽量减少职业暴露和传播。

第三节　口腔实习医师掌握医院感染知识的必要性

口腔实习医学生因近距离、长时间诊疗操作，与患者接触频繁，从事大量的基本口腔诊疗操作，因此实习医学生掌握的医院感染知识、技术水平与医院感染防控意识的高低，将直接影响医院感染防控，而大部分医学生对医院感染的重要性、危害性认识不足，增加了医院感染潜在的危险性。同时，我国未将医院感染学纳入基础医学教育中，医学生无法接受系统的医院感染防控教育。在进入科室实习前，医院感染防控知识的培训较少，不够系统和全面的医院感染知识的教育，使实习医学生对国家医院感染管理的法律法规、标准预防和职业防护等相关知识掌握不够。因此，实习医学生应充分参加医院感染管理知识系统培训，学习标准预防理念与系列防控措施在口腔诊疗感染控制中的重要作用，提高医院感染控制意识，降低医院感染的发生。

通过带教老师的临床实践指导，将医院感染理论知识和口腔诊疗操作实际应用相结合，重点让实习医师掌握无菌技术操作规程、口腔诊疗医院感染的预防与控制方法、职业防护、正确的手卫生方法等知识，能够在实习工作中落实医院感染管理规章制度、工作规范和技术要求，并能在预防和控制医院感染中发挥积极作用，以保证实习质量和医疗安全，从而弥补当前医学教育的不足。口腔实习医学生进入实习阶段，已经向医师迈进了一步，应加强医院感染防控意识，树立正确的职业防护观念，以降低患者和医务人员的医院感染风险，为成为合格的口腔临床医师奠定坚实基础。

第四节　口腔治疗过程中医院感染的传播方式和途径

在日常的临床工作中，感染发生的可能无处不在。早在20世纪70年代，口腔医务人员中乙肝、结核等传染性疾病的发病率就已经明显高于一般人群。近年来，随着口腔医学的迅速发展，人们越来越意识到口腔专业院感的复杂性。因口腔临床中诊疗器械结构复杂、诊疗操作技术多样、侵入性临床操作较多、诊疗器械反复利用等问题使口腔专业更易出现交叉感染。口腔科感染的传播同样需要满足3个条件，即感染源、传播途径和易感人群。

一、口腔科感染传播要素

1. 感染源

通常情况下，急性感染者一般不会首先到口腔科就诊，但处于潜伏期的患者或是病原携带者可能到口腔科接受治疗。因此，口腔临床的感染源大多数来自尚无明显临床症状的感染者。

在口腔治疗操作中，使用超声波洁牙、高速手机磨牙等过程均可导致含有致病菌的气溶胶产生,这些病原菌可附着到牙椅、诊疗器械上或飘浮在空气中,成为感染的来源。

2. 传播途径

在口腔临床操作中,常见的传播途径有下面几种。

(1)空气传播

由超声洁牙机或高速手机喷溅产生的唾液、血液或鼻腔咽腔的分泌物可以在医生操作过程中飞溅到破损的皮肤或表面。飞沫、气溶胶通常直径小于5 μm,可以长时间飘浮在空气中,这些气溶胶一旦经呼吸道进入气管,可以传播流感病毒、结核杆菌等。因此,口腔科临床操作时,医护人员均应佩戴口罩,诊室也应保持良好的通风。

(2)接触传播

① 牙医经常直接接触患者的唾液、血液,而很多疾病如乙型肝炎、艾滋病等都是可以经血液传播的传染性疾病,如果医生在接诊患者过程中院感意识薄弱,便极有可能会出现患者的交叉感染。

② 临床操作过程中,污染器械引起的职业暴露为病原体进入机体提供了一个途径。医生在接触尖锐器械如根管锉、手术刀、注射器针头时,都有发生针刺伤或刀割伤的可能性,口腔护士在清洗器械时同样也面临此类风险。因此,污染器械造成的职业暴露也是口腔临床操作过程中感染传播的重要途径。

③ 口腔修复技工直接接触被血液、唾液污染但未经消毒的印模、义齿时,也存在被感染的可能。通常情况下,技工一般不会直接接触患者,在院感意识相对薄弱的情况下,更增加了感染的风险。

(3)水路污染

许多报告证实口腔科综合治疗椅水样中含有很高水平的细菌,菌落计数范围为1 000~10 000 cfu/mL,这些微生物以水生非大肠埃希菌为主,是革兰氏阴性水生微生物。在治疗期间,如果口腔液体进入手机或三用枪,口腔内的菌群就有可能进入水路,随后治疗的患者就可能会被这些微生物感染。根据2003年发表的《牙科机构感染控制指南2003》推荐的准则,建议在一天的操作开始前和患者就诊之间清洗牙科水路,并使用无菌水或生理盐水冲洗暴露的外科手术区。

(4)手机污染

口腔科常用的高速手机、低速手机等都会与患者接触,属于中度危险牙科设备。这些设备在治疗过程中，都可能受到患者唾液、血液或其他口腔碎片的污染，这些感染物质有可能在下次使用时释放到其他患者口内。因此，在日常临床工作中，我们建议每位患者使用完手机后都应空转至少20~30 s，以尽可能排净可能污染的水和空气。

3. 易感人群

即使是常规口腔检查，实际上也使得牙医暴露在潜在的感染性液体中。如医生院感意识薄弱，不了解唾液和血液的潜在感染风险，在检查或治疗中疏于防范，极有可能造成口腔医生自身感染，甚至可能将感染再传染给别的患者，造成交叉感染。

二、应遵守的感染防控规定

根据《中华人民共和国传染病防治法》《消毒管理办法》《医院感染管理办法》等法律、法规规定，为有效预防和控制医院感染，保障医疗安全，提高医疗质量，结合医院实际，需遵照本规定执行。

① 建立健全医院感染管理组织，建立医院感染管理委员会、医院感染管理部（以下统称为院感部）和临床科室医院感染管理小组三级网络，各级人员认真履行各自职责。

② 院感部负责医院感染管理日常工作，具体负责全院医院感染管理控制工作的技术指导、管理与督导检查。

③ 制定和实施医院感染控制规划和医院感染病例监测等制度，根据医院实际开展监测项目，院感部负责组织实施、监督和评价，定期或不定期进行核查。

④ 医务人员严格执行消毒、灭菌、隔离制度和无菌技术操作规程等医院感染管理的各项规章制度及流程。

⑤ 建立医院感染培训制度，对医院各级各类人员进行预防和控制医院感染的宣传教育、培训及考核。

⑥ 消毒药剂、消毒器械、一次性使用医疗卫生用品的采购、储存、使用及用后处理必须符合医院感染管理的相关要求，院感部配合监督检查。新产品入院前，采购部门必须向销售人员索取初审相关证件，经统一招标、审批合格后方可采购。

⑦ 加强各科室消毒隔离工作，重点做好口腔颌面外科病区、手术室、检验科、消毒供应室、种植科、牙周病科等重点科室的医院感染管理与监测工作。

⑧ 院感部协同医务部等部门开展临床用药监控，促进抗菌药物临床合理应用。

⑨ 加强医疗废物安全管理，规范医疗废物收集、运送、贮存及处置流程。建立医疗废物流失、泄露、扩散和意外事故的应急预案，保障环境及人员安全。

⑩ 医院感染管理部每月组织院感工作检查，检查结果纳入考核管理。

三、口腔门诊感染管理

1. 常规管理

口腔诊疗区域内应当保证环境整洁，每日对口腔诊疗区域进行清洁、消毒。对可能造成污染的诊疗环境表面及时进行清洁、消毒处理。每周对环境进行一次彻底的清洁、消毒。每日定时进行空气净化或通风。口腔中寄存的大量微生物在诊疗过程中会伴随涡轮机、洁治器等设备的使用形成气溶胶，留在诊室的空气中，从而造成污染。

① 在患者治疗前要常规进行漱口水含漱，减少口内细菌量，从源头上有效减少微生物气溶胶的产生，降低交叉感染的风险。

② 必要时使用牙科治疗椅上的强力吸引器将治疗时产生的血液、碎屑等吸除。

③ 利用紫外线或空气消毒机等方法进行空气消毒。

④ 根据季节、气温等适时通风，每天保证开窗换气2~3次，每次30 min以上。如不能自然通风，需增加排风扇等辅助通风设备。

⑤ 进入患者口腔内的诊疗器械，必须达到"一人一用一消毒灭菌"的要求。所有接触患者伤口、血液或者进入人体无菌组织的各类口腔器械，包括拔牙钳、车针、根管治疗锉、手机、车针、牙周刮治器等，使用前必须灭菌。

⑥ 接触患者完整皮肤的口腔操作器械，包括口镜、镊子、探针等检查器械以及各类用于辅助治疗的仪器等，使用前必须达到消毒水平。

⑦ 凡接触患者血液、唾液的修复、正畸模型等物品，在送技工室前必须消毒。

⑧ 综合治疗椅及配套设备应每日清洁、消毒，一旦污染应及时清洁、消毒。

⑨ 每次开始治疗前和治疗结束后应及时踩脚踏冲洗管道30 s以上，减少回吸污染。有条件的情况下可配备防回吸装置，或使用防回吸牙科手机。

2. 消毒要求

口腔器械消毒工作包括清洗、器械维护和保养、消毒或灭菌、储存等工作程序。

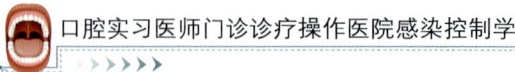

口腔器械清洗时应尽量做到：

① 器械在使用后，及时用流动水彻底清洗，可采用手工刷洗或使用超声清洗设备进行清洗。

② 有血液污染的设备应当使用酶洗液浸泡，再用流动水冲洗干净。对结构复杂、缝隙多的器械，应当采用超声清洗。

③ 清洗后的器械应当擦干或者采用器械设备烘干。

口腔器械清洗干燥后应当对器械进行维护和保养，对牙科手机和特殊的口腔诊疗器械注入专用的润滑剂，同时检查器械的使用性能。

根据采用的消毒与灭菌的不同方式对口腔器械进行包装，并在包装外注明操作者姓名、消毒日期及有效期。

对需要灭菌的耐湿热口腔器械，可首选压力蒸汽灭菌的方法灭菌，或者采用环氧乙烷、等离子体等其他灭菌方法进行灭菌。对不耐湿热、能够充分暴露在消毒液中的器械可以选用化学方法进行浸泡消毒或者灭菌。在器械使用前，应用无菌水将残留的消毒液冲洗干净。

3. 消毒和灭菌效果检测

医院应对器械消毒和灭菌效果进行检查，保证消毒灭菌合格。灭菌效果监测采用工艺监测、化学监测和生物监测。工艺监测包括灭菌物品洗涤、包装质量合格；放置灭菌器的方法合格；灭菌器的仪表运行正常；灭菌器的运行程序正常。

新灭菌设备和维修后的设备在投入使用前应确定灭菌操作程序、灭菌物品包装形式和灭菌物品重量，进行生物监测合格后，方可投入使用。在设备的灭菌操作程序、灭菌物品的包装形式和灭菌物品的重量发生改变时，应当进行灭菌效果确认型生物监测。灭菌设备常规使用条件下，应至少每月进行一次生物监测。

采用包装方式进行压力蒸汽灭菌或者环氧乙烷灭菌的器械，应当进行工艺监测、生物监测和化学监测。采用裸露方式进行压力蒸汽灭菌的，应当对每次灭菌进行工艺监测、化学监测，按要求定期进行生物学监测。

使用中的化学消毒剂应当定期进行浓度和微生物污染监测。微生物污染监测是指使用中的消毒剂应当每季度监测一次，使用中的灭菌剂应每月监测一次。浓度监测是指对于含氯消毒剂和过氧乙酸等易挥发的消毒剂应当每日监测浓度，对较稳定的消毒剂如戊二醛应当每周监测浓度。

4. 污水处置

口腔医疗机构产生的医疗污水的一大特点是含有大量的病原体。因此，口腔诊所污水处理主要是消毒，杀灭病原体。常用的方法是二氧化氯消毒加生化的工艺原理。国家制定了《医院污水排放标准》，采用物理方法（臭氧＋过滤吸附）处理污水，不需要添加药物，也不会有氯排放超标的现象。口腔诊所污水处理采用以下处理方案：原水—调节沉淀—臭氧消毒—过滤—出水排放。

> **复习题**
>
> 1. 掌握感染源、传播途径和易感宿主的含义。
> 2. 掌握口腔科需要遵守的感染防控规定。
> 3. 了解口腔常见临床操作中感染传播的途径。

参考文献

[1] 李刚. 口腔诊所感染控制 [M]. 北京：人民卫生出版社，2013.

[2] 武迎宏，陈致诚. 口腔诊疗机构的医院感染管理现状 [J]. 中华医院感染学杂志，2005(08)：912-914.

[3] 口腔器械消毒灭菌技术操作规范（WS 506—2016)[J]. 中国感染控制杂志，2017,16(08)：784-792.

[4] 吴安华，徐秀华. 121例医学院学生医院感染知识匮乏引发的思考 [J]. 中华感染管理杂志，2020,9(16)：539-540.

[5] 医院消毒供应中心 第2部分：清洗消毒及灭菌技术操作规范（WS 310.2—2016)[J]. 中国感染控制杂志，2017,16(10)：986-992.

（姜宏敏　王　婷）

第二章

职业防护

第一节　口腔实习医师操作中的安全防护

一、接种疫苗

疫苗的广泛应用是公共卫生领域的一个重大创举,在保护人类免于众多感染性疾病方面获得了极大的成功。口腔临床常有喷溅性和侵袭性操作,使得医护人员暴露于血液、唾液及气雾中的微生物的危险程度较大,感染风险也较大。所以,建议口腔医生在从业之初(甚至之前)接种必要的疫苗来预防相关的感染性疾病。

美国疾病控制预防中心《牙科医疗机构感染控制指南(2003)》中强烈推荐用于口腔医务人员的免疫接种疫苗有乙型肝炎重组疫苗、流感疫苗(灭活)、麻疹活病毒疫苗、腮腺炎活病毒疫苗、风疹活病毒疫苗、水痘-带状疱疹活病毒疫苗。根据我国疫苗发展实际,可合并为乙型肝炎疫苗、麻腮风三联疫苗、流感疫苗、水痘疫苗和带状疱疹疫苗。

1. 乙型肝炎疫苗

乙型肝炎在我国人群中感染率较高。研究证明,口腔内检测出乙型肝炎病毒(HBV)的部位主要是龈沟,而许多患者龈沟区域经常发炎,容易使龈沟液混杂血液,从而使唾液更具有 HBV 传染性。乙肝疫苗免疫程序按0、1、6个月各注射1针,第3针后抗体的阳性率可达96%以上,而且抗体效果持续维持在较高水平。

2. 麻腮风三联疫苗

麻疹(Measles)、流行性腮腺炎(Mumps)、风疹(Rubella)是3种儿童常见的

第二章　职业防护

急性呼吸道传染病,经空气飞沫传播。用于儿童常规接种时,在8月龄和18月龄各注射1针,全程接种后麻疹抗体阳转率为98.0%,流行性腮腺炎抗体阳转率为96.1%,风疹抗体阳转率为99.3%。用于成人接种时,只需接种1针。

3. 流感疫苗

建议口腔医生每年接种流感疫苗,尤其是免疫力低下或患有基础性疾病的人员。在我国每年11月到次年3月是流感高发季节,由于流感疫苗接种后一般需要2~4周才能在人体产生具有保护水平的抗体,所以每年的9~10月是流感疫苗的最佳接种时间段。每年的流感疫苗会修订纳入预计即将流行的新菌种,当疫苗中含有当年流行的病毒菌种时,已免疫人群的流感发病率能够减少90%。然而,流感疫苗产生的免疫力是暂时的,并且需要每年接种适当的菌株。

4. 水痘疫苗

水痘疫苗已成为儿童预防水痘的常规疫苗,这种疫苗也被推荐给从未患过水痘的成年人。水痘疫苗需要接种2次,间隔时间遵医嘱。接种后可降低水痘和带状疱疹的发病率,减少并发症的机会,并降低疾病的严重性。

5. 带状疱疹疫苗

2019年,国家药品监督局批准重组带状疱疹疫苗欣安立适(Singrix)进口注册申请;2020年,Singrix在中国正式上市,用于50岁及以上成人带状疱疹的预防,填补了国内带状疱疹疫苗的空白。Singrix是一种由病毒成分制成的灭活疫苗,分2次注射,两次给药间隔2~6个月,可提供超过5年的保护作用。

由于我国自1978年以来进入计划免疫的时代,尤其是2007年以来国家制发《扩大国家免疫规划实施方案》,将免疫规划疫苗扩展为14种,涵盖了上述推荐疫苗中的乙型肝炎疫苗和麻腮风三联疫苗。所以,在接种前应充分了解免疫接种史,必要时进行血清学抗体检测,以决定是否按常规程序接种疫苗或只接种加强剂。

另外,在医务人员发生职业暴露时,尤其是刺伤或割伤后,建议及时接种破伤风疫苗;伤势严重或伤口污染严重时建议注射破伤风类毒素和破伤风人类免疫球蛋白。当职业暴露与患有感染性疾病的患者密切相关时,如被乙肝患者用过的针头刺伤时,应紧急注射相应感染性疾病疫苗、免疫球蛋白,甚至化疗药物,以及时阻断感染。

二、手卫生

手卫生是洗手、卫生手消毒和外科手消毒的总称。手卫生主要是针对医护人员在工作中存在的交叉感染的风险而采取的措施,是医院感染控制的重要手段。

临床医生手部的微生物可通过注射部位和牙龈的微小伤口进入患者的血液。同理,临床医生接触过微生物污染的物体、组织或体液的手,再触摸自己的口、鼻、眼或皮肤上的伤口时,也会将感染源转移到自身体内。所以,有效的手卫生操作,加上合理佩戴手套,是感染控制的必备要素。原卫生部于2009年4月1日正式发布了《医务人员手卫生规范》,用以规范医务人员手卫生措施的执行。

洗手是指医务人员用皂液和流动水洗手,去除手部皮肤污垢、碎屑和部分致病菌的过程。洗手是控制医院感染最简单、最有效、最方便、最经济的方法。严格实施正确的洗手规则,可减少医院感染20%~30%。

卫生手消毒是指医务人员用速干手消毒剂揉搓双手,以减少手部暂居菌的过程。

外科手消毒是指医务人员在外科手术前用皂液和流动水洗手,再用手消毒剂清除或者杀灭手部暂居菌和减少常居菌的过程。使用的手消毒剂可具有持续抗菌活性。

常居菌也称固有性细菌,能从大部分人的皮肤上分离出来的微生物。这种微生物是皮肤上持久的固有寄居者,不易被机械摩擦清除。如凝固酶阴性葡萄球菌、棒状杆菌类、丙酸菌属、不动杆菌属等,一般不致病。

暂居菌寄居在皮肤表面,常规洗手容易被清洁的微生物,直接接触患者或被污染物表面时获得,可随时通过手传播,与医院感染密切相关。

1. 医护人员洗手指征

① 直接接触每个患者前后,从同一患者身体的污染部位移动到清洁部位时(图2-1)。

② 接触患者破损皮肤或伤口前后,接触患者的血液、体液、分泌物、排泄物、伤口敷料等之后(图2-2)。

③ 无菌操作或侵入性操作之前(图2-3)。

④ 穿脱隔离衣前后,戴手套前或脱手套后(图2-4)。

⑤ 接触患者周围环境及物品后(图2-5)。

⑥ 处理药物或配餐前(图2-6)。

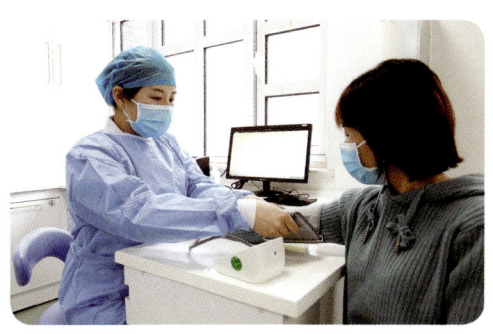

图2-1　直接接触患者前后

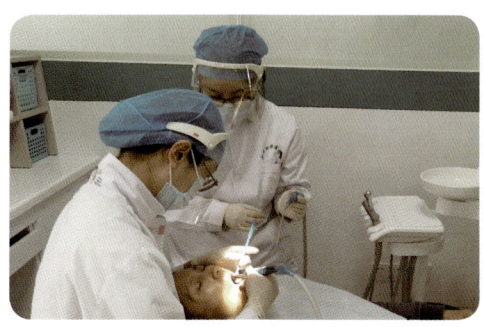

图2-2　体液暴露风险后

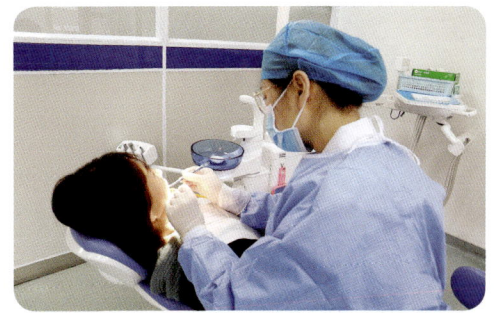

图2-3　清洁和(或)无菌操作前

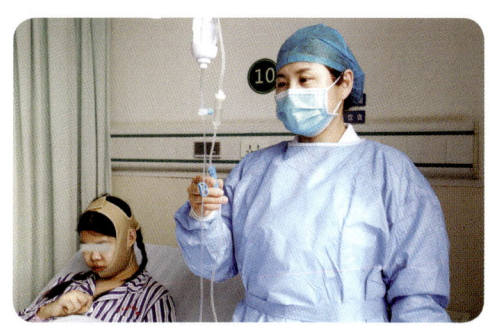

图2-4　接触患者周围环境后

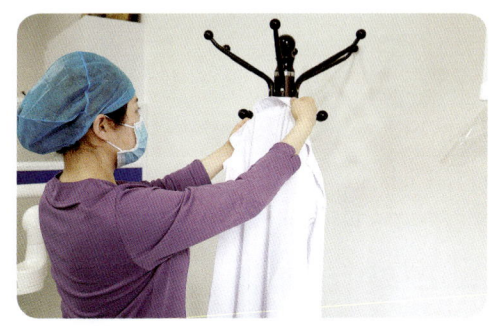

图2-5　穿脱隔离衣及摘戴手套前后

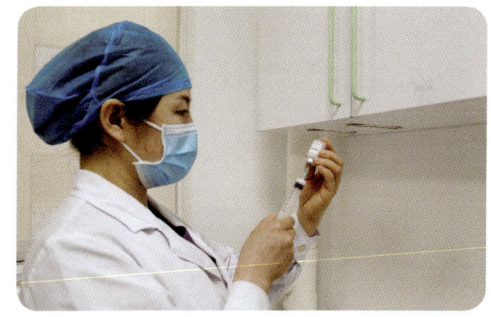

图2-6　处理药物或配餐前

摘手套后需要洗手。虽然手套可提供屏障，但并不能保证绝对没有穿透性。手套在隔绝细菌与病毒上的功能有限。手套带给医护人员一种安全感的假象。戴手套时间过长，手套内的双手温湿，更有利于细菌的滋长，且致病菌可能会经由手套缝隙或在脱手套时污染双手。

2. 洗手与使用速干手消毒剂的选用原则

当手部有血液或其他体液等肉眼可见的污染物时，应选择使用肥皂（皂液）和流动水洗手；手部没有肉眼可见污染物时，应首选使用速干手消毒剂消毒双手。

3. 先洗手再进行卫生手消毒的指征

接触患者的血液、体液和分泌物以及被传染性致病微生物污染的物品后；直接为传染病患者进行检查、治疗、护理或处理传染患者污物之后。

4. 手卫生的正确方法：六步洗手法（图2-7）

在流动水下，使双手充分淋湿。

取适量肥皂（皂液），均匀涂抹至整个手掌、手背、手指和指缝。

认真揉搓双手至少15 s，注意清洗双手所有皮肤，包括指背、指尖和指缝。

具体揉搓步骤分为6步，故可称"六步洗手法"。

内：掌心相对，手指并拢，相互揉搓。

外：手心对手背沿指缝相互揉搓，交换进行。

夹：掌心相对，双手交叉指缝相互揉搓。

弓：弯曲手指使关节在另一手掌心旋转揉搓，交换进行。

大：右手握住左手拇指旋转揉搓，交换进行。

立：五个手指尖并拢在另一手掌心旋转揉搓，交换进行。

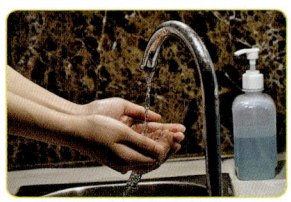
a. 流动水湿手

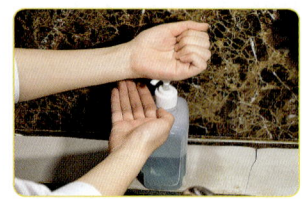
b. 取皂液

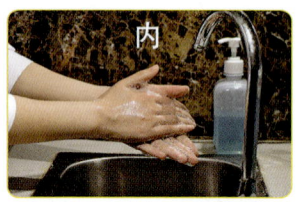
c. 掌心相对揉搓

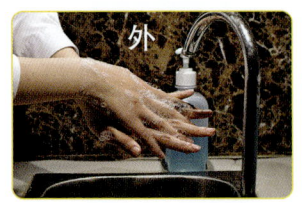
d. 手指交叉，掌心对手背揉搓

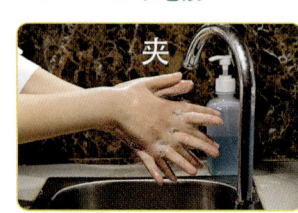
e. 手指交叉，掌心对掌心揉搓

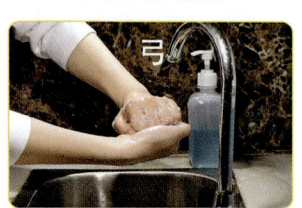
f. 弯曲手指关节在掌心揉搓

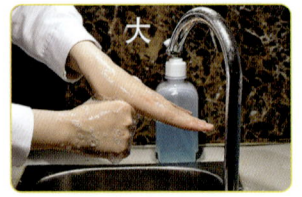
g. 拇指在掌中揉搓

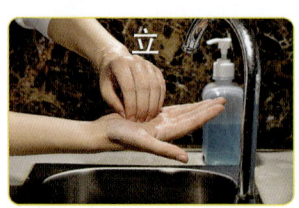
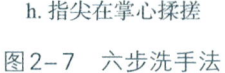
h. 指尖在掌心揉搓

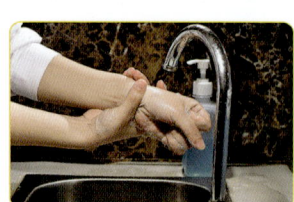
i. 对手腕进行清洗

图2-7　六步洗手法

必要时增加手腕清洗,有时可合称为"七步洗手法"。

速干手消毒剂的使用同六步洗手法。

5. 其他注意事项

① 不要戴首饰,不要留长指甲(指甲长度不超过指尖)。

② 要特别注意清洁拇指、指尖和指甲下方。

③ 手卫生后、戴手套之前双手应完全干燥。

④ 保持双手皮肤的完整性,如有伤口需覆盖防水敷贴,并戴双层手套。

医务人员手卫生的标准:卫生手消毒,监测的细菌数≤10 cfu/cm^2;外科手消毒,监测的细菌数≤5 cfu/cm^2。

6. 手卫生设施、用品介绍

手卫生设施及用品主要包括自来水及水池、肥皂或洗手液、手消毒剂、一次性纸巾或消毒毛巾、润肤剂等,下面将分别介绍。

(1)自来水及水池

为有效防止洗手后的再次污染,门诊推荐配备非接触式自来水开关装置。常用的非接触式自来水开关装置有脚踏式开关、红外感应开关等。水池设置数量应充分满足人员需要,并且设置位置应便利,以提高洗手依从性。

(2)肥皂或洗手液

肥皂或洗手液大都属于阴离子洗涤剂,其杀菌作用有限,基本处于机械清洁水平。由于使用后的肥皂及皂盒上均可检出致病微生物,所以门诊推荐使用抗菌洗手液,并尽可能采用非接触式使用方式。

(3)手消毒剂

理想的手消毒剂应具有广谱、持久性、起效迅速的特点。常见手卫生消毒剂的抗菌谱及特性请参阅表2-1。

表2-1 常见手卫生消毒剂特性

常见手卫生消毒剂	举例	革兰氏阳性菌	革兰氏阴性菌	分枝杆菌	真菌	病毒	起效速度	其他特性
醇基消毒剂	乙醇、异丙醇	+++	+++	+++	+++	+++	迅速	最佳浓度60%~95%;没有持久的活性
氯己定	葡萄糖酸氯己定	+++	++	+	+	+++	中等	持续的活性;过敏反应罕见

续表

常见手卫生消毒剂	举例	革兰氏阳性菌	革兰氏阴性菌	分枝杆菌	真菌	病毒	起效速度	其他特性
含碘化合物	碘酊	+++	+++	+++	++	+++	中等	造成皮肤灼伤,对于手部卫生而言通常过于刺激
	碘伏	+++	+++	+	++	++	中等	比碘刺激性小
苯酚衍生物	对氯间二甲苯酚	+++	+	+	+	+	中等	活性可被非离子表面活性剂中和
三氯生	卫生香皂	+++	++	+	−	+++	中等	双手变化的可接受性;耐药性
季铵化合物	苯扎氯铵、苄索氯铵	+	++	−		+	缓慢	仅与醇类混合使用;生态问题

注:+++ 优秀;++ 良好,但不包括整个细菌谱;+ 一般;− 无活性或不充分。

(4)一次性纸巾或消毒毛巾

在门诊推荐使用一次性纸巾,经济、方便、卫生。消毒毛巾用量大,消毒所带来的工作量和物资消耗较大,且反复使用的毛巾会造成洗手后的再次污染。

(5)润肤剂

健康完整的皮肤是抵抗感染的主要屏障,所以建议使用润肤剂来减轻由于频繁洗手造成的手部干燥和皲裂。然而,含石油的润肤剂或其他油类润肤剂会破坏乳胶手套的完整性,增加其渗透性,所以只能在工作结束时使用,在工作期间建议使用含水而不含油的润肤剂。

7. 外科手消毒

外科手消毒的具体知识,详见第四章第二节内容。

三、防护用品

口腔医生及患者可能暴露于可通过血液、口腔和呼吸道分泌物传播的各种微生物,如乙肝病毒、HIV、单纯疱疹病毒、白色念珠菌、葡萄球菌和链球菌等。传播方式包括:与血液、唾液和其他分泌物直接接触;与污染的器械、手术室设备和环境表面间接接触;眼结膜、鼻腔或口腔接触被感染者产生的微生物飞沫等。

并不是所有的感染者都可以通过询问病史、体检或实验室检查来确定，所以在所有患者的门诊诊疗过程中，必须使用标准预防措施。口腔医生通过使用个人防护设备，可以在身体和污染源之间建立物理屏障，从而有效减少暴露机会。口腔医生使用的个人防护装备主要包括手套、口罩、护目镜、面罩、防护服、防护帽、鞋套等。

1. 手套

当手部发生轻微外伤时，表皮上常会有肉眼难以发现的细小裂口。当可能与血液、血液污染的唾液或黏液接触时，口腔医生必须戴医用手套。常见的医用手套材料包括乳胶、乙烯基、腈基和氯丁二烯，其中乳胶仍作为手套材料的金标准。根据用途不同，口腔门诊所使用的手套可以分为检查手套、手术手套和非医学手套。

（1）检查手套

非无菌的一次性检查手套，适用于口腔检查和其他非手术操作。常见的检查手套不分左右手，配有多种尺寸（如超小号、小号、中号和大号），这种手套价格低廉，缺点是贴合性较差。分左右手的检查手套具有更好的贴合性，并可减轻手部疲劳。

（2）手术手套

无菌手术手套，适用于口腔外科手术操作。无菌手术手套有着出色的手感、舒适性和灵巧性。无菌手术手套可将通过双手传播感染的风险降到最低，虽然其价格较贵，但与其提供的保护相比，成本是次要的。

医护人员可以通过戴双层手套获得额外的保护，比如当外层手套出现磨损时，内层手套可以继续起到屏障作用。在接诊传染病患者时，要求戴双层手套。

（3）非医疗手套

非医疗手套，如氯丁橡胶或聚腈手套，太厚而笨重，不适合口内操作使用，但其耐穿刺性强，适用于处理污染器械和清洁污染物表面。非医疗手套可清洗或消毒后重复使用，但出现裂纹或老化时应及时更换。

需要注意的是，戴手套不能取代常规的手卫生措施。在戴手套前和摘手套后，必须洗净双手。

2. 口罩

当使用高速涡轮手机或超声洁牙机时，会产生大量的感染性气溶胶。覆盖口鼻腔的口罩可以有效减少潜在的传染性气溶胶微粒的吸入，并可阻止唾液、血液等喷溅物直接污染口鼻腔。理想的口罩应具备以下特性：不进入到鼻孔、嘴唇；具有较高的细菌过滤效率（bacterial filtration efficiency，BFE）；具备一定的防渗透性；整个口罩周边紧密贴合；容易摘戴；不会让眼镜起雾；对皮肤无刺激性及致敏性。临床上常用的口罩类型有一次性医用口罩、一次性医用外科口罩、一次性医用防护口罩、医用N95口罩、医用FFP2口罩等（表2-2）。

表2-2 口罩的分类及区别

医用口罩	过滤效率（细菌）	过滤效率（颗粒）	测试物	应用范围	通气阻力	合成血液穿透
一次性医用口罩	≥95.00%	/	细菌气溶胶 3 μm	普通医疗环境，阻口鼻呼/喷出污物	≤49 Pa	/
一次性医用外科口罩	≥95.00%	≥30.00%（非油）	细菌气溶胶 3 μm	临床医务人员有创操作环境一次性用，防病原体微生物、体液、颗粒物吸入	≤49 Pa	2 mL合成血液以16.0 kPa喷，内侧无渗透
一次性医用防护口罩	/	1级：≥95.00% 2级：≥99.00% 3级：≥99.97%（非油）	NaCl气溶胶 0.075 μm 空气动力学 0.24 μm	医疗工作环境，过滤空气中颗粒、飞沫、血液、体液、分泌物	≤343.2 Pa	2 mL合成血液以10.7 kPa喷，内侧无渗透

（1）一次性医用（护理）口罩

一次性医用（护理）口罩，或称普通医用口罩，应符合YY/T 0969—2013标准，为灭菌或非灭菌口罩，要求BFE≥95%，但对其防渗透性没有要求。可用于普通医疗环境下的一次性卫生护理，防护等级最低，适用于一般卫生护理活动，如卫生清洁、配液、清扫等。

（2）一次性医用外科口罩

一次性医用外科口罩，应符合YY 0469—2011标准，为灭菌口罩，要求BFE≥95%，非油性颗粒过滤效率应≥30%，并具备防渗透性。一般外科口罩分为三层：内部吸水层，中间过滤层，外部防水层。医用外科口罩适用于医务人员的基本防护，以及在有创操作过程中阻挡血液、体液等飞溅物的防护，防护等级中等，具有一定的呼吸防护性能，主要用于手术、穿刺等侵入性操作及护理免疫功能低下患者。

(3) 一次性医用防护口罩

一次性医用防护口罩，应符合 GB 19083—2010 标准，为灭菌口罩，要求非油性颗粒过滤效率应≥95%，并具备防渗透性和表面抗湿性。医用防护口罩适用于医务人员对经空气传播的呼吸道传染病的防护，防护等级高，尤其适用于诊疗活动中接触经空气传播或近距离接触经飞沫传播的呼吸道感染疾病患者时佩戴。

(4) KN 95 口罩及 KP 95 口罩等

KN 及 KP 系列口罩，应符合 GB 2626—2019 标准，为工业用口罩，不属于医用口罩，只有对颗粒物过滤效率的要求，并没有对防渗透性的要求。其中 KN 型口罩用于防护非油性颗粒物，KP 型口罩用于防护油性颗粒物。化工行业接触较多为油性颗粒物（如石蜡蒸气等），所以 KP 型口罩主要用于化工行业；其他行业包括普通民用，则用 KN 型口罩为主。

(5) 医用 N 95 口罩及医用 FFP 2 口罩

N 95 口罩是指符合美国 NIOSH 42 CFR 84 标准的口罩，FFP 2 口罩则是符合欧盟 EN 149 标准的口罩。

在口腔门诊工作时，无论有无气溶胶或喷雾产生，都必须佩戴口罩。口腔门诊操作时，可常规使用一次性医用外科口罩。建议在每位患者就诊之间更换新的口罩；至少每隔 4 h 更换新口罩；当存在气溶胶严重污染时应更加频繁地更换口罩。当需要更多保护时，可使用一次性医用防护口罩。

3. 护目镜与面罩

在口腔治疗操作中产生的大量碎片微粒和唾液可以飞溅到医务人员的面部。这些微粒含有大量的细菌，还有可能导致眼睛受到物理性伤害。护目镜不仅可以防止物理伤害，还可以防止来自口腔微生物气溶胶的感染。护目镜应具有侧面防护板，且应足够大，能充分覆盖佩戴者的眼睛。个人日常用眼镜不能作为防护装备。外科口罩和有侧面防护板的护目镜对于可能出现少量飞溅物的操作而言是足够的，当需要更多保护时，可加用透明塑料面罩。面罩可以从下巴延伸到头顶，有的甚至环绕至头部两侧，以提供侧面保护。患者也可佩戴保护性眼镜，防止器械意外滑落、化学飞溅和其他物品造成的伤害。护目镜和面罩使用后，应根据制造商的说明在每位患者就诊之间进行消毒或一次性使用。

4. 防护服

口腔门诊常用的防护服有可重复性使用和一次性使用两种类型，都必须为长袖。可重复使用的防护服，常用面料为棉或棉加涤纶等，具备一定的防渗透性，可以水洗和高温蒸汽灭菌。一次性使用的防护服，常用面料为熔喷布或聚乙烯膜复合材料，具备较强的防渗透性。当防护服有明显污垢或已经被血液等液体渗透时，应尽快更换防护服。

5. 帽子和鞋套

在进行口腔治疗操作时，应常规佩戴一次性帽子。当预计会污染鞋时，可考虑使用鞋套，如在外科手术过程中可预期的大量出血（如颌面整形外科和创伤外科）。

6. 橡皮障

使用橡皮障可以将飞沫、飞溅物和气溶胶控制在最少数量，但是口腔医务人员在给患者治疗时，仍必须佩戴手套、帽子、口罩、护目镜和防护服。

7. 穿戴和脱除个人防护装备

选择合适的个人防护装备可以有效避免接触感染性病原体，然而穿戴和脱除个人防护装备的方式同样很重要。

推荐的穿戴顺序：六步洗手法洗手→戴口罩、帽子→穿防护服→穿鞋套→戴手套→戴防护面罩。

推荐的脱除顺序：六步洗手法洗手→摘面罩→洗手→脱防护服→洗手→摘鞋套→摘手套→洗手→摘帽子、口罩→洗手。

第二节　口腔实习医师的职责

一、患者口腔卫生

1. 预防性口腔清洁

患者在接受口腔治疗前应用漱口剂进行口腔清洁，可使口腔内微生物数量暂时减少，从而减少气溶胶及飞溅物中释放的微生物数量。目前国内使用最广泛的漱口剂是葡萄糖酸氯己定制剂。具体使用方法是，将漱口剂倒入一次性杯子中，嘱患者含漱30~60 s，然后吐到痰盂中或经吸唾管吸出。必要时可重复2~3次。

2. 卫生宣教

对于每一位就诊的患者，均应进行常规的口腔卫生宣教，这既可以使患者受益，也可有效减少下次就诊时患者口腔内微生物的数量，尤其是致病菌的数量，有利于院感防控。口腔卫生宣教的内容大致包含以下几个方面，因篇幅所限，不在本书中展开论述。

① 口腔卫生的重要性。
② 如何正确刷牙。
③ 如何使用牙线、牙间隙刷等辅助工具。
④ 氟制剂的使用。

二、诊疗环境卫生

诊疗环境卫生与院感防控息息相关，实习医师必须掌握诊疗环境感染控制的措施，并了解环境卫生学监测的范围、标准与方法。环境卫生学监测范围包括空气、物体表面、医务人员手、灭菌后物品、使用中的消毒剂。

1. 环境感染控制的措施

（1）空气的消毒

详见绪论第三节内容。

（2）诊疗环境表面的感染控制

诊疗环境表面的感染控制多采用一次性屏障和化学消毒相结合的方法。一次性屏障包括一次性隔离膜、透明袋、管套等不透水材料。使用屏障保护物体表面效果较理想，尤其是当该表面经常被戴手套的手接触时、表面很可能受到血液等污染时、表面不易清洁时（如牙椅控制面板、三用枪头、灯把手等的表面）。在每位患者之间应更换一次性屏障，更换时应戴新的手套。当物体表面发生污染或可能发生污染时，应及时进行清洁并用化学消毒剂来消毒。常用于物体表面的消毒剂有醇类、含氯消毒液、季铵化合物、过氧化氢等。使用中的消毒剂应每季度监测一次。

(3) 医务人员手的清洁与消毒

详见本章第一节相关内容。

(4) 物品的灭菌

灭菌是感染控制程序中最重要的组成部分，"宁灭菌，毋消毒"的基本原则提供了最高水平的患者防护。根据物品受污染后传播感染潜在风险的程度，可将器械分为：高危险器械，包括穿透软组织、接触骨、进入或接触血液或其他无菌组织的医疗器械、器具和物品，必须达到灭菌水平；中危险器械，包括与完整黏膜接触但不进入无菌组织、器官和血液，也不接触破损皮肤、破损黏膜的医疗器械、器具和物品，必须达到灭菌或高水平消毒；低危险器械，包括不接触患者口腔或间接接触患者口腔，参与口腔诊疗服务，虽有微生物污染，但在一般情况下无害，只有受到一定量的病原微生物污染时才造成危害的口腔器械，必须达到中低度水平消毒。临床上常用的消毒灭菌方法详见绪论第二节相关内容。

2. 环境卫生学监测的标准与方法

(1) 口腔医院各类环境

Ⅰ类环境：洁净手术部和其他洁净场所。

Ⅱ类环境：非洁净手术室等。

Ⅲ类环境：消毒中心检查包装灭菌区和无菌物品存放区、口外病区。

Ⅳ类环境：门（急）诊及其检查、治疗室。

各类环境空气、物体表面及手卫生菌落总数卫生标准见表2-3及表2-4。

表2-3 洁净手术部用房分级要求

洁净等级	沉降法（浮游法）细菌最大平均浓度		空气洁净度级别	
	手术区	周边区	手术区	周边区
Ⅰ	0.2 cfu/30 min·φ90皿（5 cfu/m³）	0.4 cfu/30 min·φ90皿（10 cfu/m³）	5 (100级)	6 (1 000级)
Ⅱ	0.75 cfu/30 min·φ90皿（25 cfu/m³）	1.5 cfu/30 min·φ90皿（50 cfu/m³）	6 (1 000级)	7 (10 000级)
Ⅲ	2 cfu/30 min·φ90皿（75 cfu/m³）	4 cfu/30 min·φ90皿（150 cfu/m³）	7 (10 000级)	8 (10万级)
Ⅳ	6 cfu/30min·φ90皿		8.5 (30万级)	

表2-4 非洁净用房分类及环境卫生学要求

环境类别	空气平均菌落数	物体表面平均菌落数	医务人员手
Ⅰ类环境	见表2-3	≤5.0 cfu/cm²	外科手消毒≤5 cfu/cm²
Ⅱ类环境	≤4.0 cfu/(皿·15 min)	≤5.0 cfu/cm²	卫生手消毒≤10 cfu/cm²
Ⅲ类环境	≤4.0 cfu/(皿·5 min)	≤10.0 cfu/cm²	卫生手消毒≤10 cfu/cm²
Ⅳ类环境	≤4.0 cfu/(皿·5 min)	≤10.0 cfu/cm²	卫生手消毒≤10 cfu/cm²

注：空气培养采样时平板暴露时间，即采样时间

(2) 空气微生物采样时间及检测方法

① 采样时间：Ⅰ、Ⅱ、Ⅲ、Ⅳ类环境在消毒或规定的通风换气后与从事医疗活动前采样。

② 检测方法：Ⅰ、Ⅱ、Ⅲ、Ⅳ类环境均采用平板暴露法。

Ⅰ类环境：手术区为千级（6级），周围区为万级（7级）时共设9个培养皿，手术区3个，周围区6个，布点示意图见图2-8a；手术区为万级（7级），周围区为10万级（8级）时共设7个培养皿，手术区3个，周围区4个，布点示意图见图2-8b。对于洁净等级为30万级的区域，面积＞30 m²，布放4点（图2-9a）；面积≤30 m²，布放2点（图2-9b）。采样点可布置在地面上或不高于地面0.8 m的任意高度上，手术区域放置在四角的平皿应离手术区边缘0.12 m。

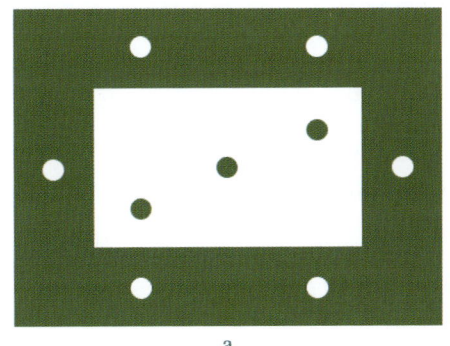
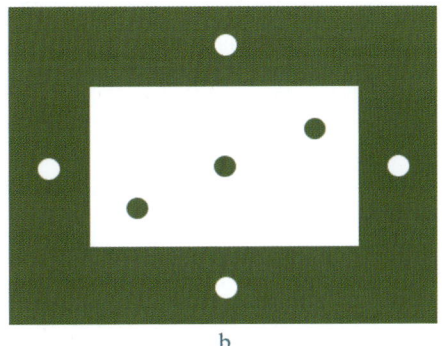

a　　　　　　　　　　　　　　　b

图2-8　Ⅰ类环境空气微生物监测布点示意图（10万级及以下）

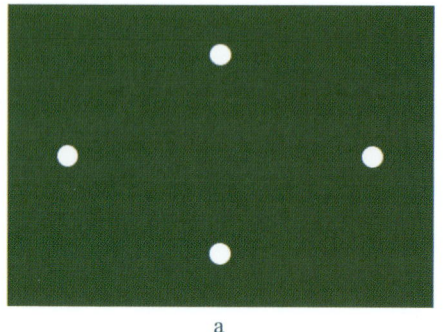
a

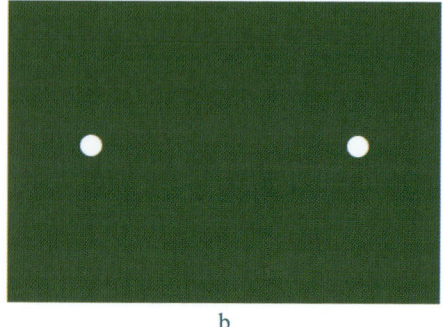
b

图 2-9　Ⅰ类环境空气微生物监测布点示意图（30 万级）

Ⅱ、Ⅲ、Ⅳ类环境：室内面积 ≤ 30 m²，设内、中、外对角线 3 点，内、外点应距墙壁 1 m 处（图 2-10）；室内面积 > 30 m²，设 4 角及中央 5 点，4 角的布点部位应距墙壁 1 m 处（图 2-11）。将培养皿放置各采样点，采样高度为距地面 0.8～1.5 m；采样时将平皿盖打开，扣放于平皿旁，暴露规定时间（Ⅱ类环境暴露 15 min，Ⅲ、Ⅳ类环境暴露 5 min）后盖上平皿盖，及时送检。

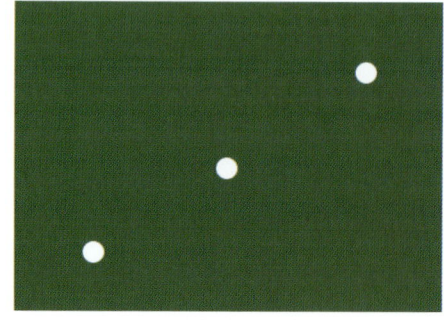

图 2-10　空气采样布点示意图（≤ 30 m²）

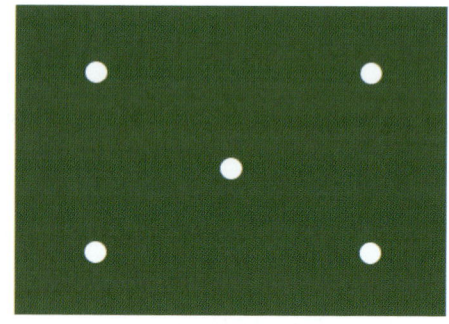

图 2-11　空气采样布点示意图（> 30 m²）

(3) 物体表面微生物采样时间及方法

① 采样时间：潜在污染区、污染区消毒后采样。清洁区根据现场情况确定。

② 采样方法：被采表面 < 100 cm²，取全部表面；被采表面 ≥ 100 cm²，取 100 cm²。被采表面 < 100 cm² 时，用浸有无菌生理盐水采样液的棉拭子 1 支涂擦整个采样表面，并随之转动棉拭子，剪去手接触部分，将棉拭子放入装有 10 mL 采样液的试管中送检，并在送检报告单中注明采样面积。被采表面 ≥ 100 cm² 时，用 5 cm × 5 cm 灭菌规格板放在被检物体表面，用浸有无菌生理盐水采样液的棉拭子 1 支，在规格板内横竖往返各涂抹 5 次，并随之转动棉拭子，连续采样 4 个规

格板面积(图2-12),剪去手接触部分,将棉拭子放入装有10 mL采样液的试管中送检,并在送检报告单中注明采样面积。

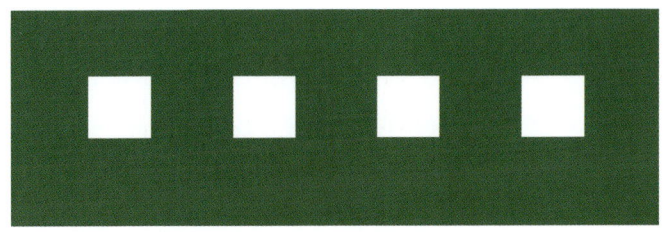

图2-12　物体表面采样示意图($\geqslant 100 \ cm^2$)

(4)手卫生检查采样时间及方法

① 采样时间:采取手卫生后,在接触患者或从事医疗活动前采样。

② 采样方法:将1支浸有无菌生理盐水采样液的棉拭子在双手指曲面从指根到指端往返涂擦各2次,并随之转动棉拭子,剪去手接触部位,将棉拭子放入装有10 mL采样液的试管内送检。

③ 采样流程:

a. 着装整洁,戴口罩、帽子;

b. 查看棉拭子及洗脱液试管的灭菌日期;

c. 洗手、卫生手消毒或戴无菌手套;

d. 常规采样时,被检人员在洗手或卫生手消毒或外科手消毒后,五指并拢,指尖朝上,掌心朝外,双手放于胸前,自然晾干;

e. 打开带有相应标记的洗脱液试管;

f. 取1支棉拭子浸取无菌洗脱液,在双手指曲面从指根到指端往返涂擦2次,一只手涂擦面积约30 cm^2,涂擦过程中同时转动棉拭子;

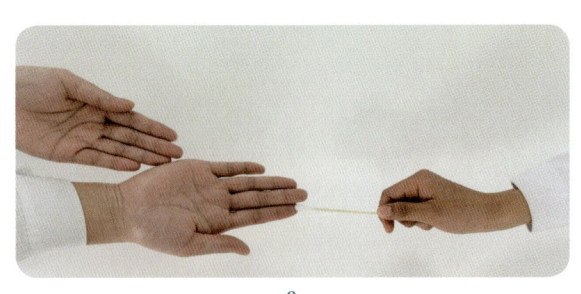
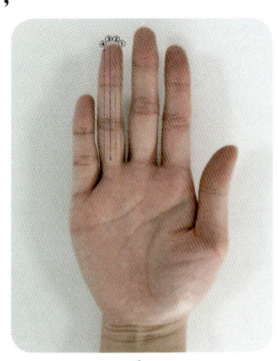

a　　　　　　　　　　　　　b

图2-13　手卫生采样方法

g. 将棉拭子放入无菌洗脱液试管中，剪去或折断手接触部分，立即加盖；

h. 填写检测单，检测单填写内容应与洗脱液试管上的信息一致，送检培养。

④ 注意事项：

a. 当怀疑与医院感染暴发有关时，不做任何处理，原状态即时采样；

b. 采样后必须尽快送检，送检时间不得超过4 h，样品保存于0~4℃时送检时间不得超过24 h。

3. 口腔医院各科环境卫生学监测的重点科室

包括手术室、口外科病房（换药室、治疗室）、口外门诊、牙周科门诊、牙周科手术室、种植科门诊、种植科手术室、消毒供应中心。重点科室环境卫生学监测每月监测1次。其他科室在需要时或当有医院感染流行怀疑与医院环境卫生学因素有关时，及时进行监测。

三、个人服装

医务人员的仪表是一种文化和修养的体现，同时也应该符合医院感染防控的要求。口腔医生的个人服装要求如下。

1. 整体要求

着装整洁，仪表大方。服装清洁、平整，衣扣要扣齐，衣领、腰带、袖口、衣边平伏整齐。穿着适体，无油渍、尘污。

2. 上衣

勿着连帽衫及高领上衣，因为此类衣物易暴露于防护服或隔离衣以外，造成个人衣物的污染。男士在隔离衣内必须有衬衫或背心，女士勿透内衣。

3. 下衣

建议更换工作裤。如不换工作裤的情况下，男女士均建议着裤装，裤脚低于鞋跟（以不拖地为宜）。

4. 鞋

勿穿暴露脚趾的凉鞋、凉拖，勿穿带钉皮鞋或超过4 cm的高跟鞋、响底鞋等，并应保持鞋面的清洁。保持脚部的卫生，鞋袜要勤洗勤换，不能光脚穿鞋子。

5. 首饰

工作期间不戴手镯、戒指、手链、手表、耳环等饰品。

6. 手部

不涂鲜亮的指甲油，常剪指甲，保持手和指甲的清洁。

7. 头发

勤洗、勤理，干净整洁无异味。戴工作帽后，无多余头发暴露于帽子以外。出席重要活动或学术会议，要求着正装，男士以西装打领带为宜。

复习题

1. 掌握手卫生的含义及指征，掌握手卫生的正确方法。
2. 掌握诊疗环境感染控制的措施。
3. 了解环境卫生学监测的范围、标准与方法。

参考文献

[1] John A Molinari, Jennifer A Harte. 实用口腔科感染控制 [M]. 3 版. 高永波，章小缓，译. 北京：化学工业出版社，2017.

[2] 中华人民共和国卫生部. 医务人员手卫生规范：WS/T 313—2009[S]. 北京：人民卫生出版社，2009.

（赵　晓）

第三章

患者健康评估

第一节　国内口腔诊疗过程中患者健康状况评估现状

　　口腔科是对患者的口腔疾病进行诊断、治疗的场所，病原体聚集，有时还包括乙肝、艾滋病等传染病病原体，这直接关系到医生、患者的健康及治疗质量，是医院感染管理、医疗质量管理的重要方面。

　　在口腔疾病治疗过程中，口腔疾患的诊疗操作大多数是在口腔内进行的，患者体液飞溅至空中形成气溶胶进入人体；口腔诊疗器械不可避免地与患者体液密切接触，使用频繁，易引发医源性交叉感染；口腔医院医务人员手接触患者也易造成感染等。如果采取的预防措施不当，很可能导致医院交叉感染的发生。因此，如果口腔医院医护人员在诊疗患者前，详细询问患者的病史（特别是患者的传染病病史），评估患者健康状况，并采取将传染病患者与其他患者隔离区分等相应的有效措施，则可能在源头上控制医院交叉感染的发生。所以，对就诊患者健康状况的评估是控制口腔医院交叉感染的重要环节。

　　发达国家对口腔感染非常重视，制定了相应的规范和措施，明确规定诊疗阶段需评估患者健康状况。美国疾病预防控制中心发表的《医院感染控制指南》中明确指出，要求口腔医院医护人员操作前认真询问患者相关传染病病史。我国在此方面存在一定差距，有关医院感染管理的法律、法规对口腔医院医护人员在患者就诊前询问患者病史尚未做出明确规定，从而导致某些口腔医院医护人员对交叉感染的防护意识不强，提示医院感染管理部门应加强医院感染管理法律和法规制度的健全和完善，使医护人员在执行医院各项消毒灭菌、隔离防护措施过程中，有章可循，有据可依。

国外的患者一般采取门诊预约的方式就诊,医生可以主动掌握每天患者的就诊量,有更多的时间与患者进行交流;而国内诊疗环境较差,候诊患者较多,诊室内患者、家属常围在医生周围,诊疗环境较混乱,影响了诊疗的规范执行。研究发现,诊疗过程中了解患者病史、记录病史和记录传染病史的医务人员比例普遍较低,调查结果显示约有48.63%的口腔医院医护人员会详细询问患者病史,51.37%的口腔医院医护人员只关注患者口腔局部的病变。

口腔门诊就医者既有传染性疾病的患者,也有健康带菌者,还有部分患者可能正处于某种感染性疾病的潜伏期,而目前国内大多数医院做口腔诊疗时尚未将乙型肝炎、艾滋病及丙型肝炎等传染病患者与其他患者区别对待。故医院相关管理部门应加强对医护人员医院感染相关知识的培训,学习相关法律、法规,提高医护人员对患者健康评估重要性的认识;不断加强口腔医院医护人员的防护教育,提高他们的防护意识,促使口腔医院医护人员在临床工作中能主动采取防护措施,养成良好的防护行为。口腔医院医护人员应将每位就诊的口腔患者视为潜在的"病毒携带者",在治疗中严格执行消毒隔离制度,最大限度控制医院感染的发生;创新诊疗方式,在挂号等前期阶段介入健康评估,通过医务人员引导等方式将普通患者与有传染病史患者进行分隔、分区、分别诊疗,以预防感染。

第二节　患者基础性疾病

基础性疾病是相对目前的主要疾病来说的,简单来说,就是指患者长期伴有的、容易造成更严重疾病的慢性疾病。主要指三大类疾病:一是基础代谢障碍,如内分泌失调、糖尿病;二是免疫功能低下,如艾滋病;三是重大的慢性消耗性疾病,如肿瘤、高血压。这类疾病长期伴有,且容易诱发其他类型的疾病,影响身体的代谢和抵抗力。在治疗方面一般除了原发疾病要治疗以外,基础性疾病也要进行治疗,否则基础性疾病治疗效果不好会导致原发疾病的反复发作。

一、糖尿病

糖尿病是一组以高血糖为特征的代谢性疾病。空腹血糖大于或等于 7.0 mmol/L,和/或餐后 2 h 血糖大于或等于 11.1 mmol/L 即可确诊。糖尿病的发生,不仅对人体器官、组织、细胞等产生病理影响,同时也会对口腔造成一定程度的损害,尤其是血糖控制不佳时,更易引起口腔疾病。口腔疾病如果控制不好,又会使糖尿病进一步加重。

1. 口腔临床表现

(1) 口腔黏膜病变

表现为口腔黏膜干燥,常有口干、口渴,唇红部可见干裂,牙龈、舌黏膜可见糜烂及小溃疡,疼痛,容易发生感染性口炎、口腔白色念珠菌病(鹅口疮)。以口腔白色念珠菌病为例,临床表现为口腔内颊、舌、上腭等部位出现乳白色或灰白色的伪膜,其周围有较窄的红晕,界限清楚。除去伪膜,下面为红色的糜烂面,有疼痛及口炎症状。

(2) 龋齿

主要表现为多颗牙同时龋坏,对冷热刺激敏感、疼痛。出现这一症状,应在血糖得到控制的前提下,及时到口腔科就诊。

(3) 牙龈炎、牙周炎、牙槽骨吸收、牙齿松动脱落

糖尿病患者常出现牙龈充血、水肿、糜烂、出血、疼痛。牙周部位可发生牙周脓肿,形成牙周袋,并有脓性渗出。牙齿松动是糖尿病患者常见的并发症之一。由于糖尿病患者常伴有牙龈炎、牙周炎等慢性破坏性病变,尤其是牙槽嵴骨质吸收,常常影响牙齿的稳固性,因此易造成牙齿松动、移位或错颌,进而诱发牙周感染,严重者可引起牙齿脱落。糖尿病患者牙齿松动呈多发性相继松动,并且进展较慢,但松动程度却逐渐加重。因此,早期可能不被注意。一旦到了晚期,松动幅度已相当大,牙槽嵴吸收严重,不仅影响人体健康,丧失咀嚼功能,还会影响到容貌。

糖尿病特别是 2 型糖尿病的常见并发症为全身性骨质疏松,部分仅局限于牙槽骨。发病初期无明显症状,主要表现为牙齿周围的上下颌骨骨密度下降、牙槽骨骨质吸收十分明显部分牙齿松动、咬合困难、吃饭时咬合无力、吃东西嚼不碎、部分牙根暴露、牙龈萎缩,随患者年龄增高症状更为普遍。

(4) 其他

易出现拔牙后愈合时间延长,拔牙后发生疼痛及炎症等。

2. 注意事项

糖尿病患者多存在凝血功能低下、抗感染力差的问题,又常合并许多慢性并发症,如轻易拔牙可能导致出血不止、感染加重或扩散,甚至引起败血症,使并

发症加重，导致病情恶化。故拔牙之前应进行充分准备，包括详细的医学检查、冲洗发炎的牙周袋、将脓肿的牙龈切开引流，同时给予全身抗感染治疗，或必要时使用胰岛素。患者在平时要补充维生素 C、维生素 B，并严格控制血糖水平，将血糖控制在 8.9 mmol/L 以下才能拔牙。

建议糖尿病患者定期到口腔科进行检查，由医生根据情况进行针对性治疗，如补牙、洁刮治、冲洗牙周袋等，有助于口腔健康。重点控制好血糖，同时要注意个人口腔卫生保健，早晚刷牙，饭后漱口，还可以对牙龈进行按摩。使用活动义齿的糖尿病患者每日餐后要摘下假牙漱口，并冲洗假牙，晚上入睡前要认真刷牙及刷洗假牙。

二、艾滋病

艾滋病即获得性免疫缺陷综合征（AIDS），是人类免疫缺陷病毒（HIV）引起的一种全身性传染病。临床上主要表现为严重的免疫缺陷，伴有多种感染或继发性肿瘤，最后导致死亡。感染 HIV 的单核细胞通过血-脑屏障进入中枢神经系统，直接损害脑、脊髓和周围神经。

1. 与 AIDS 有关的口腔颌面症状

（1）口腔念珠菌病

口腔念珠菌病是 AIDS 患者最常见的口腔感染，多数出现在 AIDS 发病之前。一般表现为局部潮红、剧烈疼痛，舌苔白而厚，难于剥离，也有呈慢性无痛性念珠菌病者。及时、正确的治疗，可减轻症状，防止感染进一步向咽喉、食管等部位发展。

（2）口腔卡波西肉瘤

常见于硬腭，也可发生于牙龈和舌，肿瘤呈扁平状，外周有增生，因呈紫红色或淡紫红色，出现类似血管瘤的临床表现。

（3）毛状口腔白斑

毛状白斑（hairy leukoplakia，HL）的患病率仅次于念珠菌病，几乎仅见于 AIDS 人群中，具有预测发生 AIDS 和诊断 HIV 感染的价值，对 AIDS 诊断率甚至可达 95% 以上，它也是 HIV 相关疾病的标志。AIDS 患者中约有 28% 的患者会出现毛状白斑，通常发生在舌的边缘，就像舌部增厚而凸起的一片白斑。这种病损对传统的抗生素治疗没有反应，具有不同寻常的病毒性特征。

(4) 口腔溃疡

特点是溃疡边缘硬，下面骨质有坏死，增厚，有鸟结核分枝杆菌生长。

(5) 口腔鳞癌

AIDS 患者中，口腔鳞癌的发病率为 50% 以上，平均年龄 36 岁。

(6) 口腔疱疹

口腔疱疹也是 AIDS 患者常见的口腔症状之一，在口腔黏膜出现伴有小水泡的痛性改变。

(7) 唾液腺感染

AIDS 患者普遍因巨细胞唾液腺病毒对唾液腺感染，常见口腔干燥，患者唾液成分最显著的变化为 IgG 浓度升高。

(8) 颌面淋巴结肿大

最初累及腮腺和颌下腺周围的淋巴结，患者常以颈部唾液腺肿大就诊。

2. 与 AIDS 有关的口腔病变分类

(1) 真菌感染

口腔白色念珠菌感染，包括假膜型、萎缩型、增殖型和口角炎；口腔组织胞浆菌感染；隐球菌病；地丝菌病。

(2) 细菌感染

梭形杆菌、螺旋体感染如坏死性龈炎，非特异性感染如慢性牙周炎，鸟结核分枝杆菌感染如细胞内感染，还有放线菌病、猫抓病、肺炎杆菌感染、颌下蜂窝织炎。

(3) 病毒感染

口腔毛状白斑、疱疹性口炎、带状疱疹。

(4) 肿瘤

卡波西肉瘤、非霍奇金淋巴瘤和鳞状细胞癌。

(5) 其他

复发性阿弗他溃疡、AIDS 病毒相关性牙周病、腮腺炎。

3. AIDS/HIV 牙科职业性感染

在口腔医学领域，主要有两种传播途径：一种是直接传播（通过接触患者的血液、唾液），另一种是间接传播（主要通过污染的器械、飞溅到皮肤上的血液或唾液以及气雾中的微生物）。在口腔诊室，可通过唾液、血液污染的注射器和口腔诊疗器械而传染，也可由 HIV 携带者从口腔、皮肤破损处直接传染口腔医生，还可由 HIV 携带者或其他途径感染的口腔医生，在口腔诊室又传染给其他患者。

4. 对 AIDS 的预防

AIDS 属于血源性的传染病，医务人员通过医疗活动有可能造成职业性感染，但感染率极低。1987年美国疾病控制中心（center of disease control，CDC）提出，由于从患者的病史及检查中不能可靠地判断是否感染了 AIDS 或其他血源性传播性疾病，医院人员应将所有就诊患者均假定为血源性传播的感染性疾病患者来对待，采取高标准的控制医院感染的措施，不应存有任何侥幸心理，不认真防护及消毒。

(1) 强化意识

口腔医务人员在临床操作中必须规范操作，严格执行消毒隔离制度和各项技术操作规范，加强用后物品的处理，重视预防，避免医源性感染。

(2) 做好个人防护

洗手、戴手套和戴口罩及其他的防护用品是口腔诊疗中预防感染最简单而又重要的方法。经常正确的洗手可有效阻止外来菌定植和传播，这是最简易可行而又非常有效的保护措施之一。必要时可使用橡皮障、手术面罩、防护眼罩等，以尽量减少所产生的气雾的散发。口腔医生应避免与患者的皮肤、黏膜、血液、排泄物、分泌物等直接接触。

(3) 提倡使用一次性用品

提倡使用一次性用品，用后统一回收，经消毒后毁形，再送到指定地点焚烧。

(4) 口腔器械消毒

紫外线对 HIV 的灭活作用不明显，各种反复使用的器械如牙科高速涡轮手机、牙科充填器、挖匙、拔牙钳、托盘等，必须用高压蒸汽灭菌或高压干热灭菌法（温度160℃、时间30 min）。

(5) 印模、模型消毒

按消毒流程严格消毒。

(6) 标本、污物处理

AIDS 患者的各种标本，必须标以"小心艾滋病，防止倒置"的标签，拿取标本和感染的器械应戴手套。被污染物品要用不透水的双层胶袋包好，贴上标志，方可送去处理、焚化。

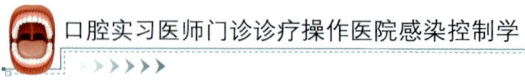

5. 受到污染的处理

当口腔医务人员被针头、锐器刺破皮肤或被患者的血液污染后，必须立即向有关部门报告并填写表格。报告内容包括：受污染的时间、污染物的来源（污染物来源患者的姓名、所患疾病的诊断、其血清学检查结果、患者处于 AIDS 哪一个阶段等）、污染方式、污染后进行了何种处理等。

受污染的口腔医务人员应立即做血清学检查，追踪观察，定期做血清学检查，如在 1~6 个月内血清学检查转为阳性可判定为职业感染。

三、高血压

高血压是指以体循环动脉血压（收缩压和/或舒张压）增高为主要特征（收缩压 ≥ 140 mmHg 和/或舒张压 ≥ 90 mmHg），可伴有心、脑、肾等器官的功能或器质性损害的临床综合征。高血压是最常见的慢性病，也是心脑血管病最主要的危险因素。

高血压的症状因人而异，早期可能无症状或症状不明显，常见的有头晕、头痛、颈项板紧、疲劳、心悸等，仅仅会在劳累、精神紧张、情绪波动后发生血压升高，并在休息后恢复正常。当血压突然升高到一定程度时会出现剧烈头痛、呕吐、心悸、眩晕等症状，严重时会发生神志不清、抽搐，这就属于急进型高血压和高血压危重症，多会在短期内发生严重的心、脑、肾等器官的损害和病变，如中风、心梗、肾衰等。

在对高血压患者进行口腔治疗前，应事先全面详细了解其病情轻重、性质，是否经内科治疗得到控制，正确测量血压，然后考虑治疗时机。决定治疗时还应根据不同情况给予术前术后药物，以防意外。一般的高血压患者，只要没有心功能不全的表现（如轻微活动或平卧时心慌气短），都可以进行拔牙等外科治疗，但治疗时麻醉剂中不要加肾上腺素，以免出现心动过速，诱发心衰。

四、冠心病

冠状动脉粥样硬化性心脏病是冠状动脉血管发生动脉粥样硬化病变而引起血管腔狭窄或阻塞，造成心肌缺血、缺氧或坏死而导致的心脏病，常常被称为"冠心病"。冠心病的发作常常与季节变化、情绪激动、体力活动增加、饱食、大量吸烟和饮酒等有关。心电图是诊断冠心病最简便、常用的方法。

典型胸痛因体力活动、情绪激动等诱发，突感心前区疼痛，多为发作性绞痛或压榨痛，也可为憋闷感。疼痛从胸骨后或心前区开始，向上放射至左肩、臂，甚至小指和无名指，休息或含服硝酸甘油可缓解。一部分患者的症状并不典型，仅仅表现为心前区不适、心悸或乏力，或以胃肠道症状为主，某些患者可能没有疼痛。可伴有全身症状，合并心力衰竭。

口腔外科治疗属于创伤性的操作，很容易引起患者精神紧张，在疼痛的刺激下，可能会导致心脏病的加重，引发心绞痛，甚至会引发心肌梗死。所以，患有冠心病的患者，在进行口腔外科治疗前应先请心内科医生会诊，完善心电图、凝血功能等检查，必要时还需要准备一些缓解心绞痛发作的药物，比如硝酸甘油、速效救心丸等，并在治疗的前一天保证良好的休息和睡眠，以确保治疗过程中情绪的稳定。在外科治疗时麻醉剂中尽量不要使用肾上腺素，以免引起心率增快而诱发心绞痛或者心律失常。

第三节　口腔诊疗过程发现的主要传染病

现今社会各类传染性疾病高发，对传染性疾病必须在早期就作出正确的诊断，正确诊断是及时隔离和采取有效治疗的基础，从而防止其扩散。通常传染性疾病借助各类辅助检查手段并不难发现，但是作为口腔医务人员，接诊时往往不具备进行辅助检查的明确理由，而且在诊疗时对患者进行侵袭性操作，可能在不知情的情况下暴露在传染病患者体液中，增加口腔医务人员感染的潜在风险。所以口腔医务人员必须遵照标准预防原则，将所有患者的血液、体液及被血液、体液污染的物品均视为具有传染性的感染性物质，接触这些物质时，应当采取防护措施，正确使用各种防护用品。

一、传染病的种类

按《中华人民共和国传染病防治法》的规定，法定传染病的种类分为甲类、乙类和丙类。

甲类传染病，也称为强制管理传染病，包括鼠疫、霍乱。

乙类传染病，也称为严格管理传染病，包括传染性非典型肺炎、艾滋病、病毒性肝炎、脊髓灰质炎、人感染高致病性禽流感、麻疹、流行性出血热、狂犬病、流行性乙型脑炎、登革热、炭疽、细菌性和阿米巴性痢疾、肺结核、伤寒和副伤寒、流行性脑脊髓膜炎、百日咳、白喉、新生儿破伤风、猩红热、布鲁氏菌病、淋病、梅毒、钩端螺旋体病、血吸虫病、疟疾等。

丙类传染病种，也称为监测管理传染病，包括流行性感冒（简称流感）、流行性腮腺炎、风疹、急性出血性结膜炎、麻风病、流行性和地方性斑疹伤寒、黑热病、包虫病、丝虫病，除霍乱、细菌性和阿米巴性痢疾、伤寒和副伤寒以外的感染性腹泻病。

基于目前对新型冠状病毒感染的认识，国家卫生健康委决定将新型冠状病毒感染纳入法定传染病乙类管理。

与口腔专业相关的传染病主要有艾滋病、乙型病毒性肝炎、丙型病毒性肝炎、梅毒、流行性腮腺炎、肺结核、手足口病、新型冠状病毒感染。本章节只介绍临床上最常见的4种口腔相关传染病。

1. 乙型病毒性肝炎

乙型病毒性肝炎是一种传播广泛、严重危害人类健康的传染病。乙型肝炎可以通过血液、唾液传播，口腔疾病患者的血液、唾液若携带HBV，在治疗过程中可污染口腔医疗器械及物体表面。

（1）传染源

在口腔医疗中，患者、口腔医师及其他员工中的带病毒者是乙型病毒性肝炎的传染源。一般急性和慢性的典型、非典型乙型病毒性肝炎患者有临床症状或有病史可循，易于提高警惕和防范意识；对于亚临床型患者、迁延性病毒携带者，没有明显的临床症状和病史可查，因而具有很大的传染性和威胁性。口腔医师因接触乙型病毒性肝炎患者而感染乙型病毒性肝炎的发病率，随工作时间的增长及与患者直接接触次数的增多而增加。

（2）传染途径

乙型病毒性肝炎的传播途径很多，其中与口腔诊疗有关的主要有血液、唾液、龈沟液。由于职业特点，口腔医护人员在特定的环境中工作，手直接接触患者的唾液、血液和治疗器械，使手成为肝炎病毒传播的重要途径。未经消毒处理的和消毒处理不彻底的印模托盘、石膏模型、高速手机、拔牙器械、充填器械、洁牙器械等，受到肝炎病毒的污染，都可成为乙型病毒性肝炎的传染媒介，会引起患者之间的交叉感染。

2. 新型冠状病毒感染

(1) 发病特征

新型冠状病毒感染以发热、干咳、乏力等为主要表现，少数患者伴有鼻塞、流涕、腹泻等上呼吸道和消化道症状。重症病例多在1周后出现呼吸困难，严重者快速进展为急性呼吸窘迫综合征、脓毒症休克、难以纠正的代谢性酸中毒出现凝血功能障碍及多器官功能衰竭等。值得注意的是重症、危重症患者病程中可为中低热，甚至无明显发热。轻型患者仅表现为低热、轻微乏力等，无肺炎表现。多数患者预后良好，少数患者病情危重，老年人和有慢性基础疾病者预后较差，儿童病例症状相对较轻。具有大流行特征。

(2) 传播途径

新冠病毒感染传播途径主要为直接传播、气溶胶传播和接触传播。直接传播是指患者喷嚏、咳嗽、说话的飞沫、呼出的气体近距离直接吸入导致的感染；气溶胶传播是指飞沫混合在空气中，形成气溶胶，吸入后导致感染；接触传播是指飞沫沉积在物品表面，接触污染手后，再接触口腔、鼻腔、眼睛等黏膜，导致感染。

3. 梅毒

梅毒是由苍白(梅毒)螺旋体引起的慢性、系统性性传播疾病。主要通过性途径传播，临床上可分为一期梅毒、二期梅毒、三期梅毒、潜伏梅毒和先天梅毒(胎传梅毒)等，是《中华人民共和国传染病防治法》中列为乙类防治管理的病种。

(1) 传染源

梅毒是人类独有的疾病，显性和隐性梅毒患者是本病唯一的传染源，感染梅毒的人的皮肤及其分泌物、血液中含有梅毒螺旋体。梅毒螺旋体在人体外存在一般不超过1~2 h，在缺氧的环境下能生存数天，在潮湿的衣服上也能存活数小时，在血库中一般能存活24 h。梅毒螺旋体不耐高温，40~60 ℃ 2~3 min 就能死亡，100 ℃时则即刻死亡。可以针对其弱点将梅毒螺旋体消灭，如将衣服放于阳光下暴晒，放在干燥的环境中储存，或将用具煮沸消毒或用化学用品消毒，都能杀灭梅毒螺旋体，阻止它的传播。

(2) 传播途径

性接触是梅毒的主要传播途径，占95%以上。极少数患者是通过接触患者的分泌物，或密切的生活接触、输血、哺乳等途径染病的。感染梅毒最初的1~2年内传染性最强，随着病期的延长传染性越来越小，一般认为感染后4年以上性接触的传染性十分微弱。梅毒螺旋体可通过胎盘传给胎儿，引起胎儿宫内感染，可导致流产、早产、死胎或分娩胎传梅毒儿。一般认为孕妇梅毒病期越早，胎儿感染的机会越大。

（3）与梅毒有关的口腔颌面症状

唇部硬下疳指发生在口腔、咽喉等部位的梅毒性白斑黏膜损害，外观似口腔念珠菌引起的鹅口疮，为稍隆起的卵圆形损害，上覆灰白色膜，周围有红晕，揭去白膜后基底发红，不出血。口腔黏膜红肿或呈现糜烂状，有渗出物凝结其表面，形成灰白色的黏膜斑。

4. 艾滋病（AIDS）

（1）传播途径

① 性接触传播：是全球目前主要的传播途径，包括异性与同性间的接触。

② 经血液传播：输入带有HIV的血液、血液成分（如血浆）或血液制品，传染率几乎达到100%；移植或接受了HIV感染者的器官、组织或精液；与静脉药物依赖者共用了HIV污染的、未经消毒的针头或针筒（我国目前最重要的传播途径）；医源性感染。

③ 母婴传播：感染了HIV的母亲，可通过胎盘将HIV传给胎儿，也可在胎儿通过产道时传染，产后也可通过哺乳传染。母婴传播的概率在15%~50%之间。

（2）易感人群

人人都对AIDS有易感性，没有先天性的免疫力，人工免疫迄今尚未成功。但有某些行为特征的特殊人群，感染的机会高于一般人群，这些人群称为高危人群，如卖淫者与嫖娼者、同性恋者特别是男性同性恋者、性紊乱者及其性伴侣、静脉吸毒者、血友病患者等。

二、传染病的筛查

根据流行病学资料、症状体征、临床实验室检查综合诊断，应详细询问病史及体格检查，确诊则需依赖于病原学检查。常见的检查传染病的项目主要有乙肝表面抗原、丙肝抗体、梅毒抗体、艾滋病毒抗原和抗体。

三、传染病的上报

传染病的上报严格执行首诊医生负责制,任何责任疫情报告人在首次诊断传染病患者或疑似传染病患者后,应立即填写传染病报告卡,并上报院感部,由院感部的专业人员负责进行网络直报。暴发疫情现场调查的院外传染病病例报告卡由属地疾病预防控制机构的现场调查人员填写,并由疾控机构进行报告。填写传染病病例的报告卡要项目齐全、字迹清楚,住址写至街道门牌号;如患者为托幼儿童或学生,要填写幼儿园或学校及班级;患者为14岁及以下患者,要填写家长姓名,做到不缺项、漏项。

根据《传染病信息报告管理规范》,不同类型的传染病上报的时限是不一样的。发现甲类传染病和乙类传染病中的肺炭疽、传染性非典型肺炎,或发现其他传染病和不明原因疾病暴发时,应于2 h内报告;对其他乙类和丙类传染病患者、疑似患者和规定报告的传染病病原携带者在诊断后,应于24 h内报告。

传染病登记簿按规定至少保存3年,定期备份电子文档长期保存。传染病上报的数据和个人资料应保密,临床科室、管理部门和个人不得泄露涉及传染病患者个人隐私的有关信息资料。

四、传染病及疑似传染病患者诊疗的安排及防护措施

为加强医务人员传染病预防与控制意识,进一步规范接诊传染病患者时应采取的预防与控制措施,保障医疗安全与医务人员职业安全,根据《中华人民共和国传染病防治法》及《实施方法》和《突发公共卫生事件应急条例》等法律法规,制定传染病患者、病原携带者、疑似传染病患者接诊时需要采取的预防与控制措施,具体措施如下。

口腔门诊日常工作中执行传染病预检分诊制度。医生可以通过询问相关病史、职业史,结合患者主诉、体格检查、实验室检查等措施,对传染病患者进行判断,早诊断、早隔离、早治疗。如医生已知患者是传染病患者,应示意配合护士将患者引导至相对独立的、隔离的就诊区进行初诊。

收整诊疗单元,减少物品、设备的暴露,治疗椅位高频接触部位张贴防护膜。诊疗器械尽量使用一次性医疗用品。

医护人员在标准预防基础上,加穿一次性隔离衣,戴双层手套,根据传染病传播途径及治疗方式选择一次性医用口罩或外科口罩等,有喷溅操作时使用防护

面罩；治疗前做好口腔黏膜的消毒冲洗，减少细菌数量，减少气溶胶的扩散，操作时严格按照无菌操作规程进行治疗，诊疗台面合理分区，使用锐利器械时应提高防护意识，避免发生职业暴露；操作中如需添加器械尽量请人协助；加强诊疗操作过程中的手卫生，医务人员在对患者进行治疗时，应切忌戴着手套进行其他操作，如取物、写病历、接电话等，防止造成清洁区的污染，导致交叉感染。

治疗结束后收整用物，复用器械双层包装，张贴传染病标识，集中消毒灭菌处理；护理人员分类处理医疗废物，双层包装张贴标识并及时转运。

取下隔离膜，使用消毒湿巾对诊疗单元表面进行清洁与消毒（由污染轻到污染重的部位），被患者的血液、唾液污染的地面、牙科椅、痰盂、吸唾器、三用枪头、隔离衣等均应及时进行消毒处理。使用2 000 mg/L含氯消毒液冲洗管路，必要时及时通风或进行紫外线消毒处理。

处理流程：首诊医生发现传染病病例、疑似病例或不明原因疾病时→将疫情及时报告院感科→院感科逐级上报疫情→防疫站立即派员赶赴现场进行流行病学调查→做出初步分析和判断，并采取控制措施→对患者进行隔离治疗→疫点消毒处理→交通卫生检疫。

对实习学生开展传染病知识的上岗前培训。艾滋病、乙型病毒性肝炎等的防护，应采取宣传教育、控制传染源、切断传染途径、保护易感人群相结合的综合防护措施。对口腔医务人员进行相关的宣传教育，在思想上认识到各类传染病威胁的严重性，自觉地遵守防护措施。在临床工作中，把每一个患者都看成是可能的"病原携带者"，在治疗中严格执行标准预防；对可疑的带病毒者，应进行血液检验，早发现，早隔离。口腔医务人员应定期进行健康检查和血液化验检查；应加强技术训练，提高操作技能的熟练程度，避免操作过程中手意外受伤。

五、新型冠状病毒医院感染防控措施

应全面推行预约诊疗，并引导患者错峰就诊，同时做好线上咨询服务。对所有在院工作人员开展新型冠状病毒感染医院感染预防与控制相关内容的培训，实现人员全覆盖，对重点科室、重点人群进行防控措施的专项、专题培训，针对进修生、规培生、实习生等，在其上岗前应完成疫情防控的培训和考核，合格后方能上岗。做到全员熟练掌握新型冠状病毒感染的防控知识、方法与技能，明确工作流程，早发现、早报告、早隔离、早诊断、早治疗、早控制。

在临床工作中严格落实预检分诊筛查制度，所有进入医院的患者及其陪人，

进行体温测量和身份证实名登记，询问流行病学史，体温超过37.3℃者引导到综合医院发热门诊就诊。预检分诊人员做好个人防护，分诊区域及诊疗区域保持良好的通风并定时清洁消毒［至少每日4次含氯消毒剂（500~1 000 mg/L）消毒］，遇有可疑患者随时清洁消毒。合理设置隔离区域，设置隔离间，对有流行病学史的发热患者就地隔离。

口腔医务人员接诊时，按照标准预防和额外预防的原则，佩戴一次性外科口罩、一次性工作帽、手套、工作服。在有飞溅操作时，让患者先用3%过氧化氢含漱，使用强吸减少污染物播散，使用外科口罩并佩戴护目镜及防护面罩，加穿一次性隔离衣。严格落实《医务人员手卫生规范》要求及"两前三后"手卫生指征："两前"是指接触患者前、进行无菌操作前；"三后"是指接触患者后、体液暴露后、接触患者周围环境后。脱下防护用品及工作服后，一定进行手卫生，非清洁的手不要接触口、鼻、眼等。另外，做好环境物体表面清洁与消毒，医用织物的清洁与消毒，室内空气清洁与消毒和诊疗器械、器具和物品清洗与消毒。

医务人员应指导患者正确佩戴一次性医用口罩。患者及陪人需全程佩戴口罩并配合医院做好体温检测、流行病学史询问等工作，正确实施咳嗽礼仪和手卫生，排队及候诊时保持距离。

加强医疗废物管理，严格按照《医疗废物管理条例》《医疗卫生机构医疗废物管理办法》《医疗废物包装物、容器标准和标识》《医疗废物分类目录》进行规范处置。

第四节　口腔卫生宣教

一、呼吸道卫生/咳嗽礼仪

咳嗽、打喷嚏等是生活中的常见现象，而呼吸道传染病有一个共同的特点，就是通过口腔、呼吸道的分泌物传播。在呼吸道传染病流行季节，最担忧的现象就是患者咳嗽、打喷嚏，特别是完全暴露式的、口无遮拦的咳嗽、打喷嚏。因为当呼吸道传染病患者咳嗽、打喷嚏时，体内的病菌会随口腔唾液、鼻腔分泌物和飞沫扩散到患者周围的空间中，其最远扩散距离可达4~5 m，有些液滴或颗粒非常小，可以在空气中长时间悬浮，甚至可达数小时，病毒可在空气中悬浮26 h。

因此，一名健康的人进入该区域，就有机会吸入被病菌污染的空气，从而感染。所以，为了维护大家的健康，请自觉遵守"呼吸道卫生/咳嗽礼仪"。

1. 生活中的呼吸道卫生/咳嗽礼仪

（1）咳嗽时礼仪

当你要咳嗽或打喷嚏时，无论你是患者与否，均应采用餐巾纸、手绢，或双手捂住口、鼻部，以防止病菌扩散；如一时来不及取餐巾纸，可采取"袖口遮挡法"，即用衣服袖管的内侧遮掩住口鼻部，同样可以防止唾沫飞溅（图3-1）；上述保护性措施的采取，在狭小的密闭空间中显得尤为重要。使用过的餐巾纸不能随地乱丢，应丢入垃圾箱内。

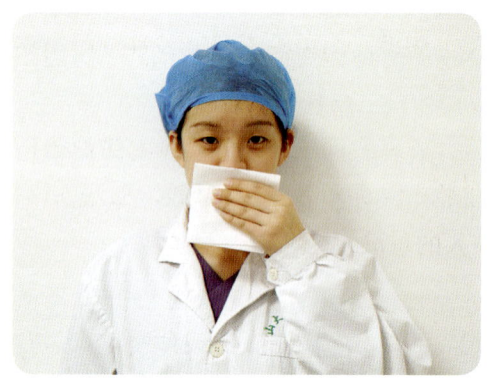
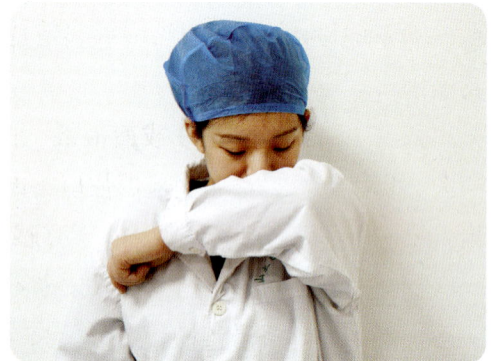
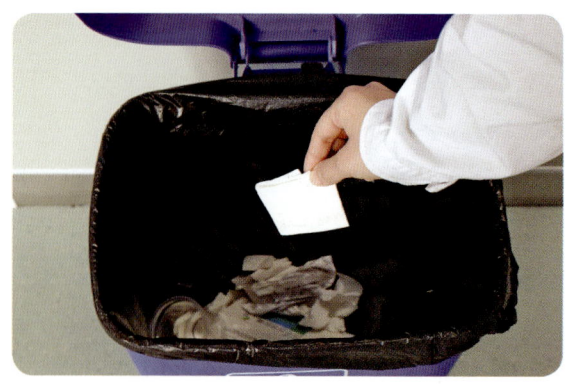

图3-1 咳嗽时礼仪及污物处理

(2)咳嗽后礼仪

咳嗽、打喷嚏时采取"咳嗽礼仪"后的另一个重要措施,就是应立即去洗手;不然,手部的病菌可以通过互相握手、接触门把手、电脑键盘等方式,转移到这些物体的表面。在做好"咳嗽礼仪"的同时,我们也应注意另一个生活小细节,即与人谈话时应保持一定距离,最好达1 m左右,不正对他人交谈,说话语音不要过大,避免口沫四溅。

(3)有呼吸道症状时礼仪

当你患感冒时,尤其是发病初期,症状较轻,而你又必须上班或外出,且有可能与他人合用交通工具、电梯以及办公场所等,应自觉遵守"呼吸道卫生/咳嗽礼仪",佩戴口罩,以防止病菌借咳嗽、打喷嚏而传播。

许多人在咳嗽或打喷嚏时,都会以双手来掩住口鼻。但从疾病防控的观点来看,这是错误的做法,因为双手很可能沾染了病菌,如果没有马上洗手,可能传染给别人。

如果临时找不到手帕或面巾纸,情急之下,可用衣袖来挡住口水、鼻涕中的病菌,但就是不能用双手来挡住口鼻的分泌物,因为双手接触分泌物后,过后再摸自己眼睛,或是碰到其他人,就有感染别人的可能。

2. 医院中的呼吸道卫生/咳嗽礼仪

主要针对呼吸道传染性疾病未确诊的患者及其陪同亲友,以及所有进入医疗机构伴有呼吸道感染综合征的人员。目的在于指导医疗机构尽早采取感染控制措施预防呼吸道传染性疾病的传播。

医务人员应认识到控制呼吸道分泌物的重要性,特别是在病毒性呼吸道传染性疾病暴发季节,如流感病毒、呼吸道合胞病毒、腺病毒、副流感病毒等。

医务人员接诊具有呼吸道感染综合征的患者时,应遵循飞沫隔离措施,如戴口罩和手卫生;医务人员具有呼吸道感染征象时应避免直接接触患者,特别是易感患者,若无法避免时应戴口罩。

医疗机构应从接触患者的第一时间开始,如预检分诊处、候诊区域、门诊、医生办公室,执行以下措施:

① 在门诊和住院部的入口和重要位置如电梯等,张贴标语,教育患者与其他有呼吸道感染征象的人员咳嗽或打喷嚏时应用纸巾遮掩口、鼻,否则应用臂弯遮掩口、鼻;使用后的纸巾应丢进垃圾桶;接触呼吸道分泌物后应进行"手卫生"。

② 应提供纸巾和免接触开启的垃圾桶，如脚踏式垃圾桶，以便丢弃使用后的纸巾。

③ 进行手卫生宣教，提供位置便利的乙醇搓揉剂，并随时注意是否已经使用完毕并予以定期更换。洗手位置应提供所需的消耗用品，如洗手液、干手纸等。

④ 呼吸道传染性疾病暴发或流行季节，为有咳嗽、鼻塞、鼻涕或呼吸道分泌物增加等有呼吸道感染征象的人员（包括陪人）提供口罩；鼓励有呼吸道感染征象的人员与候诊区域的其他人员保持至少 1 m 的空间距离。

二、诊疗前准备

1. 佩戴治疗胸巾

患者上治疗椅后，护士或实习医师要为患者佩戴治疗胸巾。首先打开一次性治疗盘，拿出治疗胸巾并打开，左手握住治疗胸巾的一端，放置在胸前，右手从患者背后绕过，接过治疗胸巾的另一端，将其系好，松紧以一指为宜，调节头枕。所有的操作都不能从患者的颜面部进行，否则医务人员的袖口边缘可能会触及患者的颜面部或患者的眼睛。

2. 指导患者漱口

术前应对治疗区进行清洁，请患者漱口，将食物残渣清理掉，用漱口液漱口是清洁口腔的第一步，视野清晰，治疗效果会更好。牙髓炎的患者遇冷水、热水会引起刺激痛，医务人员可根据病情准备温水或将漱口水加热让患者漱口，减轻刺激，减少患者的痛苦。

复习题

1. 掌握基础性疾病的口腔临床表现及口腔诊疗时的注意事项。
2. 掌握与口腔相关的传染病种类、发病特征、传播途径、防控措施。
3. 熟悉传染病上报程序。

参考文献

[1] 李刚. 口腔诊所感染控制 [M]. 北京：人民卫生出版社, 2013.

[2] 倪语星, 张祎博, 糜琛蓉. 医院感染防控与管理 [M]. 2版. 北京：科学出版社, 2016.

[3] 付强, 赵烁, 刘运喜, 等. 新时期我国医院感染管理工作思考 [J]. 中华医院感染学杂志, 2016, 26(06): 1201–1204.

（杜朝霞）

第四章

标准预防

由于口腔门诊就诊患者多，流动性大，而口腔医务工作者对于每位患者的全身情况不能做到详细的了解，各种传染病检查也未能列入常规检查中，这就导致传染病患者、病毒携带者与普通患者同时就诊，治疗过程中医疗器械和医务人员手直接接触患者的唾液和血液，并且经常会发生血液、唾液的飞溅，各种病毒及细菌可通过接触血液、唾液或者空气等进行传播。研究发现，我国口腔医务人员乙型肝炎病毒感染后发病率比普通人群高两倍，近几年还出现口腔医护人员感染人类免疫缺陷病毒之后，将该病毒传染给患者的案例。所以说，口腔门诊是容易发生患者间交叉感染和医务人员职业暴露的高危科室，口腔科门诊因具有以上的独特性，而被列为是医院感染管理的重点科室。在诊疗过程中切实执行标准预防对于口腔医务工作者安全预防和抑制医院感染起着非常重要的作用。本章主要介绍了口腔诊疗中医院感染的风险，重点阐述了感染预防与控制措施，并强调必须严格落实防控措施的每一个细节，以保证医务人员和患者的安全。

第一节 标准预防的基本概念及核心理念

早在20世纪90年代中期，美国疾病预防与控制中心就提出了标准预防的概念，将其作为医院感染预防指导。中国在20世纪90年代末引入标准预防，次年将其纳入当时卫生部颁发的试行管理规范。

口腔医务人员及就诊的患者可能暴露于可通过血液、口腔和呼吸道分泌物传播的各种微生物中。这些微生物包括许多致病性细菌、病毒和真菌，如乙型肝炎病毒（HBV）、丙型肝炎病毒（HCV）、人类免疫缺陷病毒（HIV）、单纯疱疹病毒、流感病毒等，因此在所有口腔科患者的护理过程中必须常规采用标准预防措施。

标准预防是指认定患者的血液、体液、分泌物、排泄物均具有传染性，不论是否有明显的血迹污染或是否接触非完整的皮肤与黏膜，接触上述物质者必须采取防护措施。防护措施包括手卫生，根据预期可能的暴露选用手套、隔离衣、口罩、护目镜或防护面屏，以及安全注射，也包括穿戴合适的防护用品处理患者环境中污染的物品与医疗器械。

第二节　标准预防的实施细则

据报道，美国口腔医生乙型肝炎病毒（HBV）感染率是一般人群感染率的3~6倍，口腔颌面外科医生高达38.5%。我国口腔医务工作者HBV感染率为25.8%，20世纪90年代以来，又有口腔医生感染人类免疫缺陷病毒（HIV）并将其传染给患者的报道。在口腔诊疗过程中有多种感染传播方式，包括与血液、唾液和其他分泌物直接接触；与污染的器械、手术室设备和环境表面间接接触；眼结膜、鼻腔或口腔接触被感染者产生的微生物飞沫（例如飞溅物），或与被感染者近距离接触，如咳嗽、打喷嚏或聊天，以及吸入能够在空气中保持长时间悬浮的微生物。通过这些途径发生的感染需要有易感的宿主；有足够的感染力和数量的病原体；有允许病原体存活和繁殖的储存器或源头，如血液；从源头到宿主的一种传播方法；以及病原体可能进入宿主体内的入口。这些因素之间适当的相互作用通常被称为感染链（chain of infection）。

口腔医务工作者是职业暴露的易感人群，需要安全有效的防护措施。医院感染通过感染链发生，感染预防与控制的手段是切断感染链，实现零感染或感染风险最低化，为此在日常工作中应彻底贯彻执行标准预防措施，以控制与口腔科工作相关的不特定的院内感染风险。当面对社区流行病的威胁，或者面临携带特定病原（如HIV）的患者时，应根据特定病原的传播特征设计并严格执行额外预防措施，以作为对标准预防措施的补充和加强。

标准预防包含七方面内容：一是手卫生；二是职业防护；三是呼吸道卫生/咳嗽礼仪；四是设备清洁与消毒；五是诊疗环境的标准防控；六是患者安置及运送；七是安全注射。

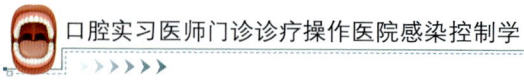

一、手卫生

由于口腔科各种诊疗操作的特殊性，医务人员手部污染细菌的风险增加，超过95%医院感染病例经接触传播。为了避免或减少因医务人员的双手导致的医院感染，医务人员需做好手部的清洁。手卫生是预防和降低医院感染最简单、最经济、最有效的方法，加强手卫生可降低40%的医院感染，以及30%~40%的耐药菌感染。手卫生是洗手、卫生手消毒和外科手消毒的总称。洗手、卫生手消毒已在前文第二章第一节介绍，本章节重点介绍外科手消毒内容。

外科手消毒是指医务人员用皂液和流动水洗手，再用手消毒剂清除或者杀灭手部暂居菌和减少常居菌的过程。使用的手消毒剂可具有持续抗菌活性。

1. 外科手消毒遵循的原则

① 先洗手，后消毒；

② 不同患者手术之间、手套破损或手被污染时，应重新进行外科手消毒。

2. 外科手消毒设施的要求

① 洗手池设置在手术间附近，水池大小、高矮适宜，能防止洗手水溅出；

② 水龙头数量应不少于手术间的数量，水龙头开关应为非手触式；

③ 配备清洁指甲用品，可配备手卫生的揉搓用品；

④ 手消毒剂的出液器应采用非手触式，消毒剂宜采用一次性包装，重复使用的消毒剂容器应每周清洁与消毒；

⑤ 配备干手物品，干手毛巾每人一用，用后清洁、灭菌，盛装消毒巾的容器应每次清洗、灭菌；

⑥ 应配备计时装置、洗手流程及说明图。

3. 外科手消毒注意事项

① 洗手之前应先摘除手部饰物，指甲长度不超过指尖；

② 整个手消毒过程中应保持双手位于胸前并高于肘部，使水由手部流向肘部；

③ 术后摘除外科手套后，应用肥皂（皂液）清洁双手；

④ 用后的洁手用具、揉搓用品应放到指定容器，揉搓用品应每人使用后消毒或一次性使用，清洁指甲用品每日清洁与消毒。

4. 外科手消毒的方法步骤

先洗手，后消毒，具体步骤：

① 流动水淋湿双手、前臂和上臂下 1/3；

② 取皂液，按照六步洗手法清洗双手；

③ 取皂液，对一只手的前臂和上臂下 1/3 清洗；

④ 取皂液，清洗另一手的前臂和上臂下 1/3；

⑤ 流动水下冲洗双手、前臂和上臂下 1/3，并用一次性纸巾擦干；

⑥ 取外科手消毒液，对一只手的前臂和上臂下 1/3 进行消毒；

⑦ 取外科手消毒液，对另一只手的前臂和上臂下 1/3 消毒；

⑧ 再次取外科手消毒液，按照六步洗手法最后对双手消毒。

口腔医务人员在医院感染中主要以交叉感染为主，口腔医务人员的手是交叉感染重要的传播途径，更具危险性，所以做好手部的清洁工作尤为重要。

二、职业防护

口腔是人体中细菌、病毒等多种病原微生物寄居数量最多的部位，在口腔疾病的诊治过程中，患者口腔中的唾液、血液等污染物会直接或间接污染医护人员的手、诊疗器械及空气环境，成为传播感染的媒介。口腔科医务人员发生职业暴露问题已经成为口腔科感染控制的重要考虑点，而构建完善职业防护措施是减少因职业暴露带来的职业危害的有效方法。因此，我们要从思想上重视标准预防的重要性，增强自身的职业防护意识，做好对自身的防护，切实将每一个措施认真落实到具体的工作中，降低职业暴露的危险，减少职业暴露所造成的危害。

医务人员使用的防护用品应符合国家相关标准，在有效期内使用。新型冠状病毒感染暴发早期出现多名医务人员感染情况，医务人员感染问题以及全球性防护物资紧缺问题成为国际关注的焦点。对于个人防护用品（PPE），各国颁布新型冠状病毒感染防控指南，明确合理选择，正确使用，加强 PPE 使用培训与限定使用区域内行为管理是发挥 PPE 防护作用的关键。认清 PPE 的局限性，比较我国与世界卫生组织、美国、英国等颁布的医疗机构对诊治新型冠状病毒感染确诊（或疑似）病例和进行高风险操作时医务人员 PPE 合理应用的基本原则、推荐的 PPE 种类以及正确使用方法，指导医务人员科学实施防护，根据诊疗操作的风险程度和《新型冠状病毒感染的肺炎防控中常见医用防护用品使用范围指引（试行）》，根据传播途径的额外预防以及产生气溶胶操作时可能发生的空气传播隔离预防要求，面对不同风险级别穿戴不同的防护用品。合理选择与使用PPE，以满足标准预防。一般门诊、普通病区标准预防，隔离病区增加额外预防。

职业防护包含合理使用手套、一次性隔离帽、一次性手套、口罩、防护衣、护目镜、防护面屏、鞋套。

1. 手套的使用

血源性传播疾病包括肝炎、艾滋病、梅毒等多种疾病。这些疾病的病原体主要存在于患者的血液和体液中，医护人员可因穿刺和皮肤暴露等职业暴露而感染此类疾病。因此，正确使用手套对保护患者和医护人员具有重要意义。医用手套的使用是手卫生和职业防护的一部分，正确的使用对提高手卫生依从性和减少医务人员职业伤害有促进作用。

手套选择防渗漏的一次性橡胶手套。

（1）手套的使用

① 接触患者的血液、体液、分泌物、排泄物、呕吐物及污染物品时，应戴清洁手套。

② 进行手术等无菌操作、接触患者破损皮肤时，应戴无菌手套。

③ 应正确戴脱无菌手套，一次性手套应一次性使用。

（2）2009年世界卫生组织（WHO）发布的《世界卫生组织医疗机构手卫生指南》中对手套的使用规定

① 戴手套不能代替手卫生（洗手、手消毒）。

② 当可能接触血液或其他有潜在传染性的物质和非完整皮肤时，应戴手套。

③ 护理患者后要摘手套，护理一例以上患者时不要戴同一副手套。

④ 从同一患者身体的污染部位移到其他部位前要更换或摘除手套，接触污染部位后接触周围环境要更换或摘除手套。

⑤ 避免重复使用手套，如果重复使用，应执行合适的再生方法确保手套的完整性和微生物的清除。

（3）注意事项

① 戴无菌手套前应进行手卫生并确保手部彻底干燥。

② 尽量选择无粉手套，如为有粉手套，应使用无菌方法去除手套表面的粉末。

③ 一次性医用手套应一次性使用，使用后按照感染性医疗废物处置。

④ 手套破损或疑有破损时应及时摘除。

⑤ 接触实施接触预防措施的患者时,医用手套应最后佩戴,最早摘下。

⑥ 不管手套是否有污染,摘除手套后都应实施手卫生,戴手套不能替代手卫生。

⑦ 如果医护人员手部皮肤发生破损,在进行可能接触患者血液、体液的诊疗操作时应佩戴双层手套。

⑧ 诊疗护理不同的患者之间应更换手套。

⑨ 戴手套的手不能随意触摸治疗区域以外的东西(图4-1)。

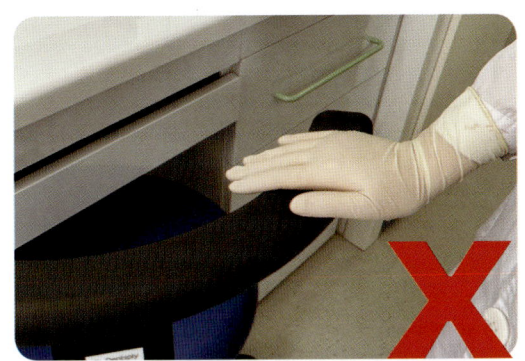
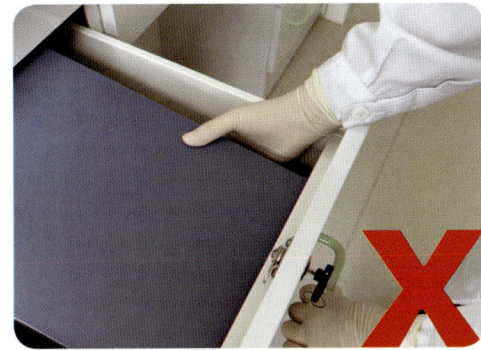
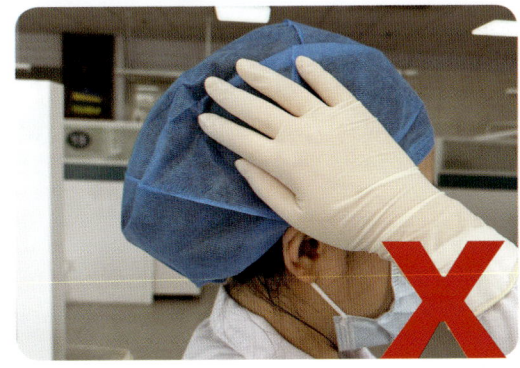
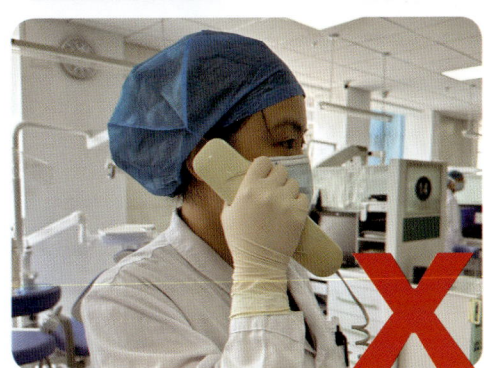

图4-1 戴手套后不能随意触摸治疗区域外的东西

2. 隔离帽的使用

隔离帽分为布制帽子和一次性帽子。

(1)佩戴规范要求(图4-2)

① 戴一次性隔离帽,戴帽子时注意双手不接触面部;

② 女士事先将脑后的长发挽成发髻,刘海向上梳理;

③ 将帽子由前额或脑后罩于头部,尽量不让头发外露。

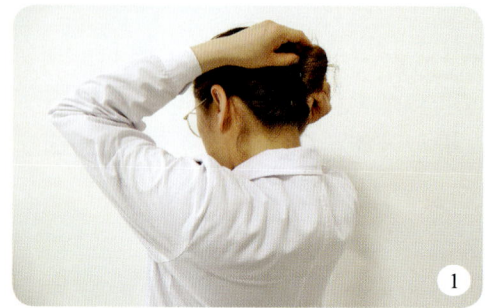
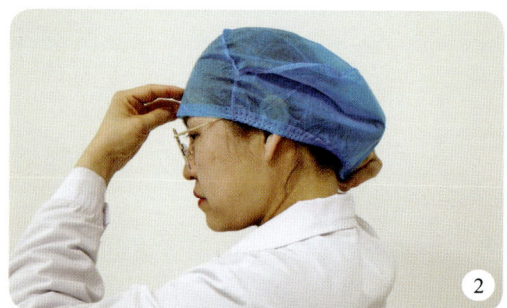
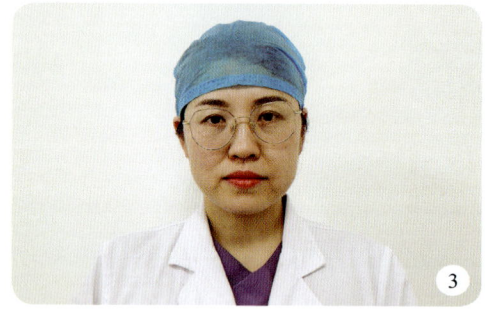
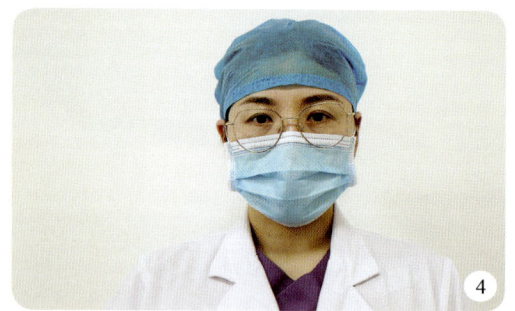

图4-2　正确佩戴一次性隔离帽

（2）注意事项

进入污染区和洁净环境前、进行无菌操作等时应戴帽子；被患者血液、体液污染时，应立即更换。布制帽子应保持清洁，每次或每天更换与清洁。一次性帽子应一次性使用。

3. 口罩的佩戴

一般诊疗活动佩戴一次性医用口罩或外科口罩；手术室工作或护理免疫功能低下患者、进行体腔穿刺等操作时，应戴外科口罩；接触经空气传播或近距离接触经飞沫传播的呼吸道传染病患者时，应戴医用防护口罩。

（1）口罩的分类

① 普通医用口罩，如图4-3所示。

② 医用外科口罩（标 YY 0469—2011），如图4-4所示。

③ 医用防护口罩，如图4-5所示。

有关口罩的相关知识，详见第二章第一节。

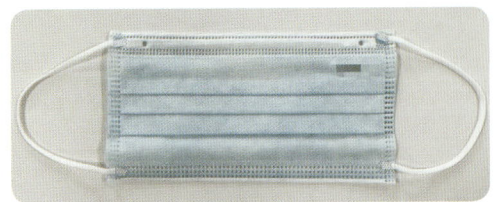

图4-3　普通医用口罩

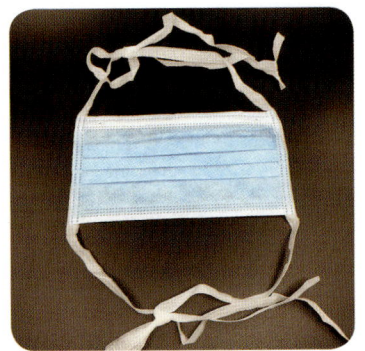

图4-4　医用外科口罩

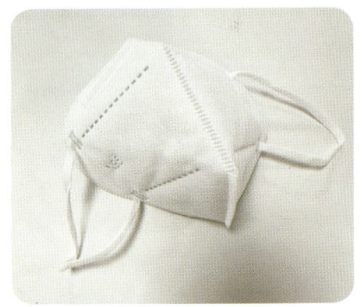

图4-5　医用防护口罩

(2)口罩的适用性

① 一般人群：建议使用一次性医用口罩或医用外科口罩。

② 特殊人群：可能接触疑似或确诊病例的高危人群，原则上建议佩戴医用防护口罩(N95及以上级别)并佩戴护目镜。

(3)医用外科口罩的使用

① 医用外科口罩适用范围：适用于医务人员在进行外科手术、诊疗操作、存在血液和体液喷溅风险的操作时佩戴；适用于医务人员非近距离接触经飞沫传播疾病患者时佩戴；适用于罹患经空气传播疾病或经飞沫传播疾病的患者病情允许

时佩戴。

②佩戴医用外科口罩步骤：如图4-6所示，准备佩戴口罩；进行手卫生；鼻夹侧朝上，深色面朝外（或褶皱朝下）；上下拉开褶皱，使口罩覆盖口、鼻、下颌；将双手指尖沿着鼻梁金属条，由中间至两边，慢慢向内按压，直至紧贴鼻梁；适当调整口罩，使口罩周边充分贴合面部；佩戴完毕。

常见错误戴法如图4-7所示。

③佩戴医用外科口罩注意事项：佩戴时注意分辨口罩内、外面，区分方法为：通常深色为外面、金属条（鼻夹）在上而褶皱向下的一面为外面；吸水的一面为内面。对于无法区分内、外面的外科口罩，不建议使用，以免增加医务人员暴露风险。

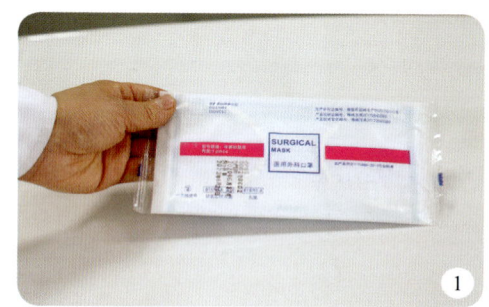
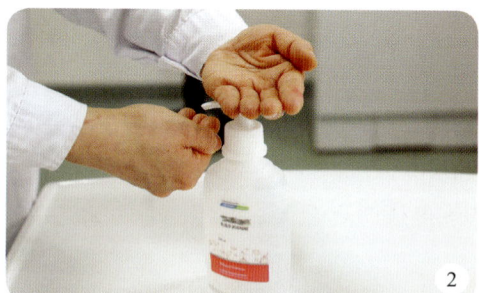
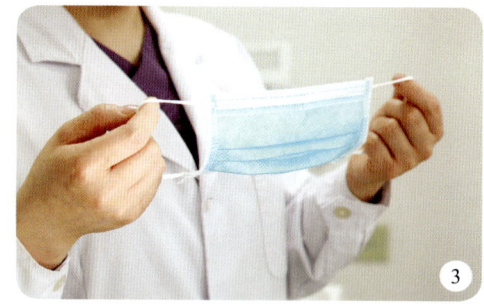
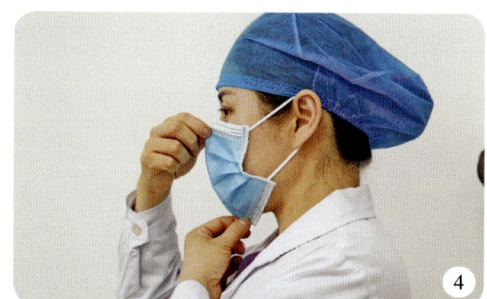
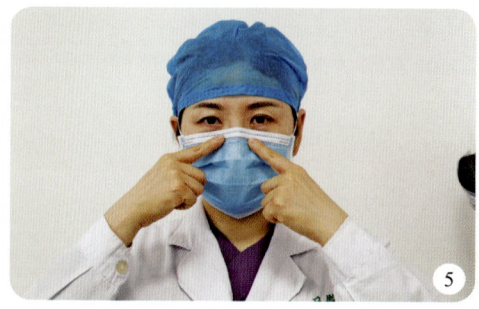
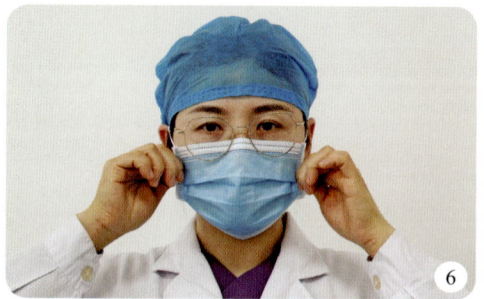

图4-6 佩戴医用外科口罩步骤

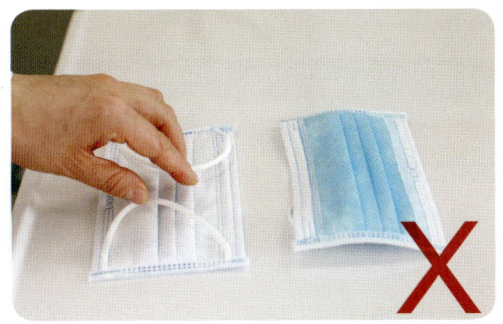
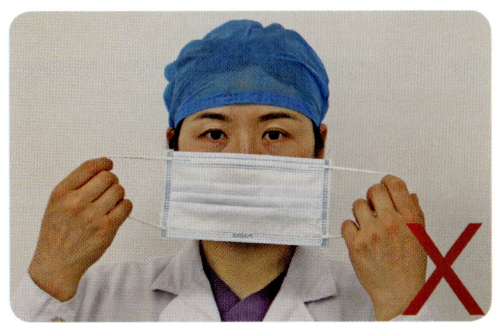

图4-7 错误佩戴口罩方法

口罩的防护效果取决于口罩材质的滤过效能、佩戴时的密闭性和舒适性等因素，与所佩戴的数量没有关系，2只甚至更多只口罩并不能降低感染风险。因此，不推荐同时佩戴2只口罩。

检查口罩的密闭性，具体操作为：轻按口罩，深呼吸呼气时气体不从口罩边缘泄露；吸气时口罩中央略凹陷。

④摘脱医用外科口罩步骤：如图4-8所示，操作完成，摘脱外科口罩；两手将系带从双耳取下，反折，内面朝外；投入医疗垃圾袋内；进行手卫生。

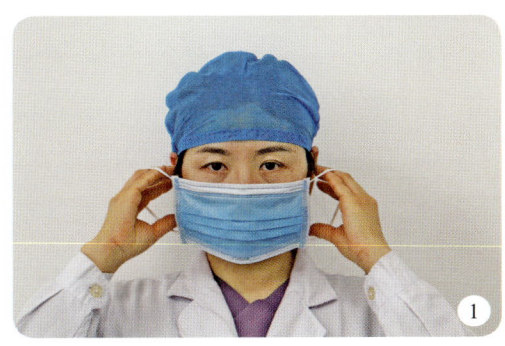
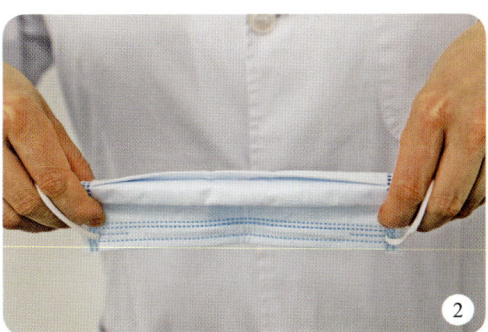
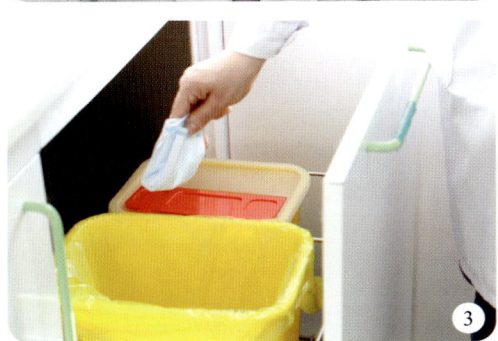
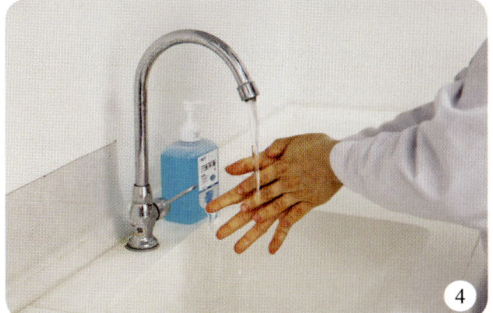

图4-8 医用外科口罩摘脱步骤

⑤医用外科口罩摘脱注意事项：接触呼吸道传播疾病患者后，在脱防护用品时，应确保口罩在所有防护用品脱掉后再摘掉；口罩的外面（前面）为污染面，脱口罩时应避免接触，防止二次污染。

⑥相关规范：医用外科口罩只能一次性使用；口罩潮湿或受到患者血液、体液污染后，应及时更换；戴、摘口罩时一定要在确认比较安全的环境中进行，避免职业暴露；建议2~4 h更换一次，如口罩变湿或沾到分泌物也要及时更换；医用外科口罩应符合《医用外科口罩》（YY 0469—2011）技术标准；外科口罩按照11类医疗器械进行管理，购买时按照相关规定索取证件。

(4)医用防护口罩的使用

医用防护口罩是指能阻止经空气传播的直径<5 μm的感染因子或防止因近距离（<1 m）接触经飞沫传播的疾病而发生感染的口罩。医用防护口罩的使用包括密合性测试、培训、型号的选择、医学处理和维护。

①医用防护口罩适用范围：适用于医务人员接触经空气传播（带有病原微生物的微粒直径<5 μm）的呼吸道感染病患者时佩戴；适用于医务人员近距离（<1 m）接触经飞沫传播的呼吸道感染病患者时佩戴。

②佩戴医用防护口罩步骤：准备佩戴医用防护口罩；做手卫生；一手托住防护口罩，有鼻夹的一面背向外，将防护口罩罩住鼻、口及下巴，鼻夹部位向上紧贴面部；用另一只手将下方松紧带拉过头顶，放在颈后双耳下再将上方松紧带拉至头顶中部；将双手指尖放在金属鼻夹上，从中间位置开始，用3指向内按鼻夹，并分别向两侧移动和按压，根据鼻的形状塑造鼻夹；双手按压口罩前部，使其紧贴面部；进行密合性检查，确保口罩密合性良好；佩戴完成。

③佩戴医用防护口罩注意事项：佩戴前应检查防护口罩有无破损，松紧带有无松懈；不应用一只手捏鼻夹；进行密合性检查，将双手完全盖住防护口罩，快速地呼气，若鼻夹附近有漏气应重新调整鼻夹或松紧带，若四周有漏气应调整口罩位置或松紧带直至不漏气为止。

④摘脱医用防护口罩步骤：操作完成，摘脱防护口罩；双手同时抓住两根松紧带，提过头部，脱下；用手捏住松紧带将口罩内面朝外反折，丢入医疗垃圾袋或容器内；手卫生；摘脱完成。

⑤摘脱医用防护口罩注意事项：接触呼吸道传染性疾病患者后，应确保口罩在安全区域最后摘掉；口罩的外面（前面）为污染面，脱口罩时应避免接触，防止

二次污染。

⑥相关规范：防护口罩潮湿、损坏或受到患者血液、体液污染后，应及时更换；防护口罩如果取得良好密合，不能进入隔离区或操作区；连续接触同种病原体的不同患者时，不用在每次接触患者前更换防护口罩；在特殊情形中（如突然遭遇经空气传播疾病暴发），当医用防护口罩数量不足时，在确定医用防护口罩未破损、未被污染以及呼吸阻力未增加的情况下，可以重复使用，但重复使用前应充分评估风险；医用防护口罩应符合《医用防护口罩技术要求》（GB 19083—2010）。

4.防护衣的使用

（1）防护衣的分类

防护衣按照用途和使用场合可以分为外科手术服、隔离衣、防护服和防水围裙。

①外科手术服是指在手术室内穿着的专门设计的服装。

②隔离衣是指接触经接触传播的感染性疾病患者如传染病患者、多重耐药菌感染患者等时；对患者实行保护性隔离时；可能受到患者血液、体液、分泌物、排泄物喷溅时应穿隔离衣。

③防护服是指接触甲类或按甲类传染病管理的乙类传染病患者时；接触经空气传播或飞沫传播的传染病患者，可能受到患者的血液、体液、分泌物、排泄物喷溅时应穿防护服。

④防水围裙分为重复使用的围裙和一次性使用的围裙。可能受到患者的血液、体液、分泌物及其他污染物喷溅、进行复用医疗器械的清洗时应穿防水围裙。重复使用的围裙，每次使用后应及时清洗与消毒，遇有破损或渗透时，应及时更换。一次性使用围裙应一次性使用，受到明显污染时应及时更换。

（2）应穿防护衣的情形

①接触甲类或按甲类传染病管理的乙类传染病患者时。

②接触疑似或确诊SARS、流感或大流行流感等患者时，应遵循最新感染防控要求。

（3）防护服穿、脱操作流程

穿防护服：六步洗手法洗手→戴帽子、口罩→穿防护服→穿鞋套→戴手套→戴防护面罩（图4-9）。

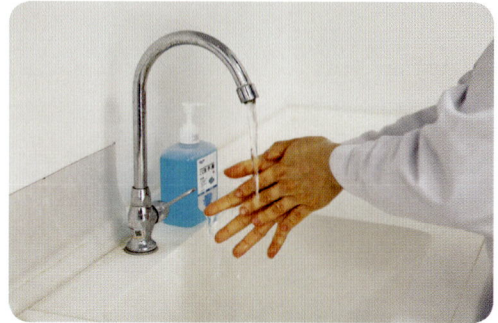
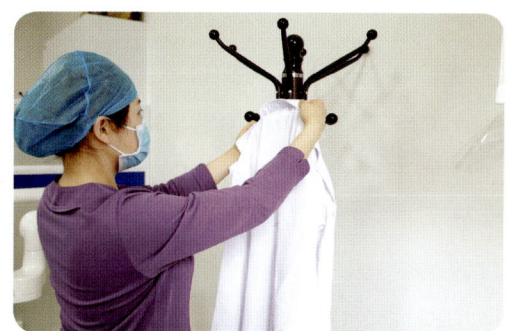
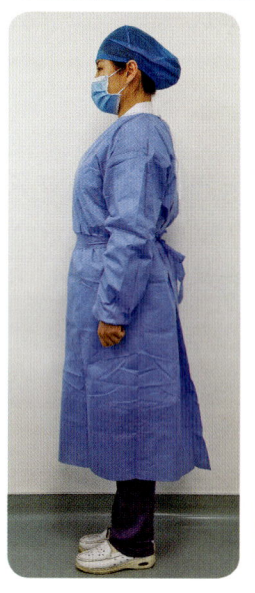
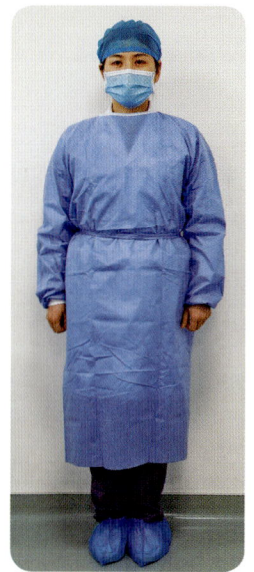
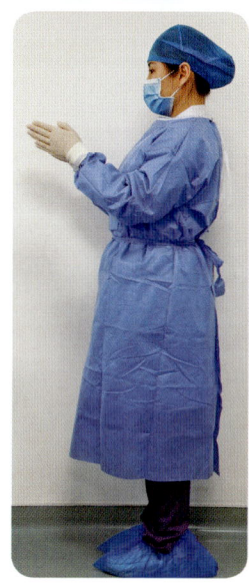
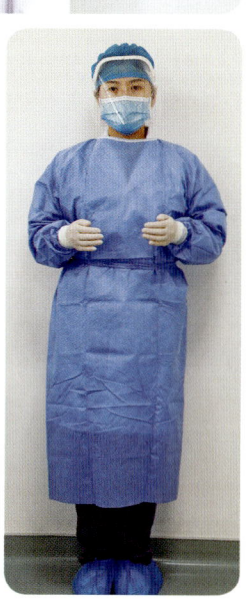

图4-9 穿防护服流程

脱防护服：六步洗手法洗手→摘面罩→洗手→脱防护服→洗手→摘鞋套→摘手套→洗手→摘帽子、口罩→洗手。

（4）防护衣穿脱注意事项

① 隔离衣和防护服只限在规定区域内穿脱。

② 穿前应检查隔离衣和防护服有无破损，有渗漏或破损应及时更换。

③ 穿时勿使衣袖触及面部及衣领，脱时应注意避免污染。

④ 接触多个同类传染病患者时，隔离衣或防护服若无明显污染可连续使用。

⑤ 接触疑似患者时，隔离衣或防护服应在接触每个患者之间进行更换。

⑥ 隔离衣或防护服被患者血液、体液、污物污染时，应及时更换。

⑦ 重复性使用的隔离衣应每天更换、清洗与消毒。

5. 护目镜、防护面罩的使用

由于口腔诊疗操作的特殊性，医生与患者面对面近距离接触，高速运转的牙科手机使患者的血液、唾液四处飞溅，容易污染医生的面部。口腔科医生是经血液传播性疾病感染的高危人群，细菌、病毒等进入眼部可能引起结膜炎等感染，同时其他血液传播疾病也可能通过眼睛感染，防护面罩的使用尤为重要。

(1) 防护面罩种类

分为眼罩、面罩、全面型防护面罩（图4-10）。

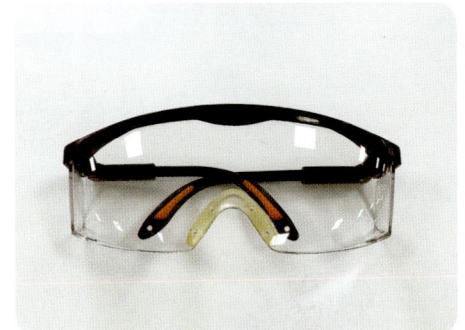
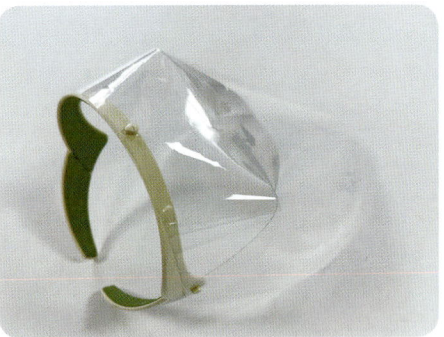
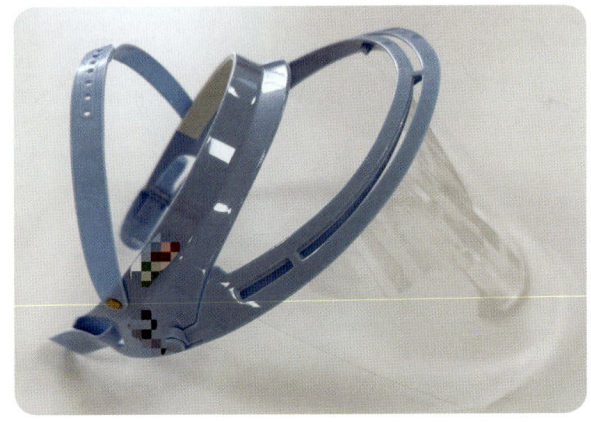

图4-10　防护面罩种类

(2) 护目镜、防护面罩的适用范围

① 在进行口腔诊疗、护理操作，可能发生患者血液、体液、分泌物等喷溅时。

② 近距离接触经飞沫传播的传染病患者时。

③ 消毒中心人员手工清洗诊疗器械时。

④ 为呼吸道传染病患者进行气管切开、气管插管等近距离操作，可能发生患者血液、体液、分泌物喷溅时，应使用全面型防护面罩。佩戴前应检查有无破损，

佩戴装置有无松懈，每次使用后应清洁与消毒。

(3) 护目镜/防护面罩佩戴方法（图4-11）

① 准备佩戴护目镜/防护面罩；

② 做手卫生；

③ 抓住护目镜的耳围或防护面罩的头围戴上；

④ 调整舒适度，佩戴完成。

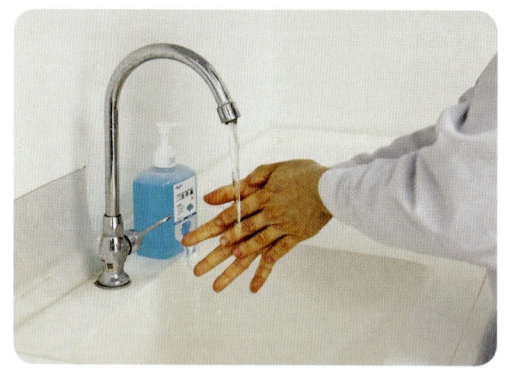
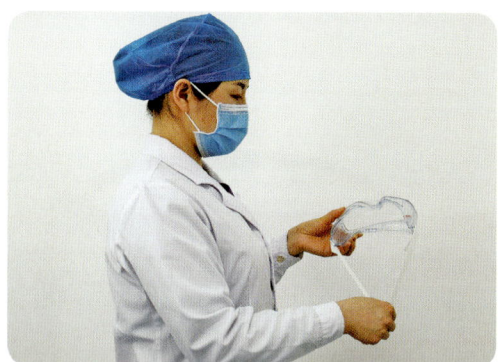
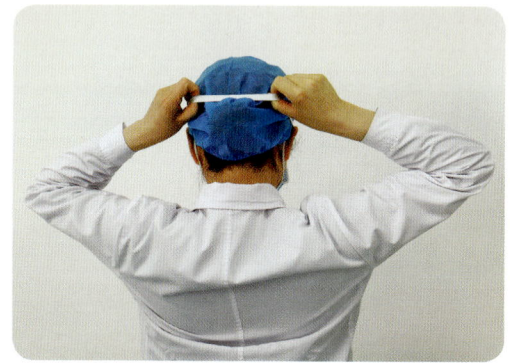

图4-11　护目镜/防护面罩佩戴方法

(4) 护目镜/防护面罩注意事项

佩戴前应检查护目镜/防护面罩有无破损，佩戴装置有无松懈。

(5) 护目镜/防护面罩摘脱方法（图4-12）

① 操作完成，摘脱护目镜/防护面罩；

② 抓住护目镜的耳围或防护面罩的头围末端摘掉护目镜/防护面罩，注意切勿用手接触前面部；

③ 可重复使用的放入固定的容器内，使用500 mg/L含氯消毒液浸泡消毒，

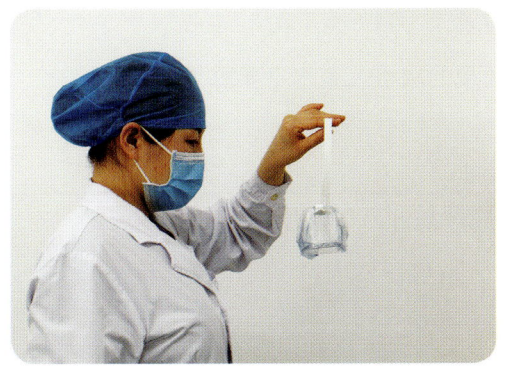
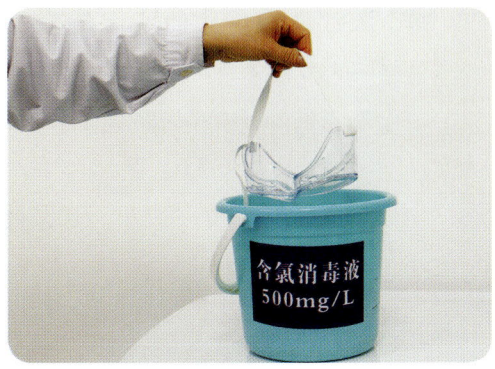
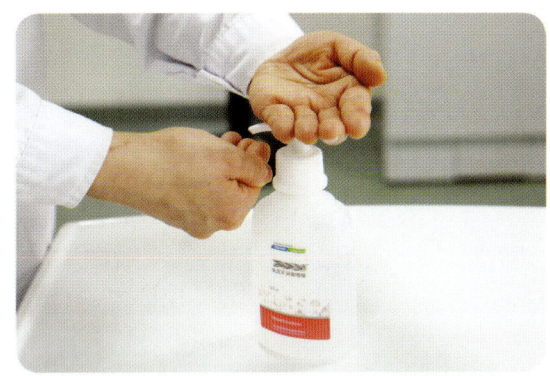

图4-12 护目镜/防护面罩摘脱方法

不可重复使用的直接丢入医疗废物容器内；

④ 进行手卫生；

⑤ 摘脱完成。

（6）护目镜/防护面罩摘脱注意事项

① 用于固定护目镜的耳围或防护面罩的头围是相对清洁部位，前面部是污染部位，脱卸时应抓住相对清洁部位，避免二次污染。

② 护目镜/防护面罩被患者血液、体液等污染后，应及时更换。

6. 鞋套的使用

从潜在污染区进入污染区时应穿鞋套。应在规定区域内穿鞋套，离开该区域时应及时脱掉，发现破损应及时更换。鞋套应具有良好的防水性能，并一次性使用。

三、呼吸道卫生/咳嗽礼仪

详见第三章第四节内容。

四、医疗设备仪器的清洁消毒 1.口腔器械分类（表4-1）

表4-1 口腔器械分类及对应的消毒灭菌水平要求

危险程度	口腔器械分类		消毒、灭菌水平	储存要求
高度危险器械	拔牙器械：	拔牙钳、牙挺、牙龈分离器、牙根分离器、牙齿分离器、凿等	灭菌	无菌保存
	牙周器械：	牙洁治器、刮治器、牙周探针、超声工作尖等		
	根管器具：	根管扩大器、各类根管锉、各类根管扩孔钻、根管充填器等		
	手术器械：	包括种植牙、牙周手术、牙槽外科手术用器械、种植牙用和拔牙用牙科手机等		
	其他器械：	牙科车针、排龈器、挖匙、刮匙、电刀头等		
中度危险器械	检查器械：	口镜、镊子、器械盘等	灭菌或高水平消毒	清洁保存
	正畸用器械：	正畸钳、带环推子、取带环钳子、金冠剪等		
	修复用器械：	去冠器、拆冠钳、印模托盘、垂直距离测量尺等		
	各类充填器：	银汞合金输送器		
	其他器械：	牙科手机、卡局式注射器、研光器、吸唾器、用于舌、唇、颊的牵引器、三用枪头、成形器、开口器、金属反光板、拉钩、挂钩、橡皮障夹、橡皮障夹钳等		
低度危险器械	调刀：	模型雕刻刀、钢调刀、蜡刀等	中、低度水平消毒	清洁保存
	其他用具：	橡皮调拌碗、橡皮障架、打孔器、牙锤、聚醚枪、卡尺、抛光布轮、技工钳等		

（1）高度危险性物品

进入人体无菌组织、器官、脉管系统，或有无菌体液流过的物品或接触破损皮肤的物品，一旦被微生物污染，具有极高感染风险，如手术器械、穿刺针、植入物。

（2）中度危险性物品

直接或间接接触未破损皮肤的物品如托盘、口镜、三用枪。

（3）低度危险性物品

仅与完整皮肤接触而不与口腔接触的物品，如听诊器、血压计袖带。

口腔器械应一人一用一消毒和（或）灭菌，高度危险口腔器械应达到灭菌水平，中度危险口腔器械应达到灭菌水平或高水平消毒，低度危险口腔器械应达到中或低水平消毒。

2. 污染的医疗仪器设备或物品的处理

① 可复用的医疗用品和医疗设备在用于下一患者时，根据需要进行消毒或灭菌处理。

② 处理被血液、体液、分泌物、排泄物污染的仪器设备时，要防止工作人员皮肤暴露和工作服的污染，以免将病原微生物传播给患者和污染环境。

③ 重复使用的锐器，放在防刺的容器内，以便运输、防止刺伤。

④ 一次性使用的锐器，放置在防刺、防渗漏的锐器盒内进行无害化处理。

3. 可重复使用的设备

用过的可重复使用的器具、物品等，应确保在下一个患者使用之前清洁干净和适当地消毒灭菌，如根管测量仪、光固化灯、电活力测、洁牙手柄等（图4-13）。

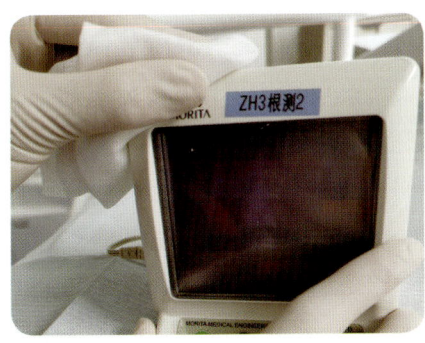
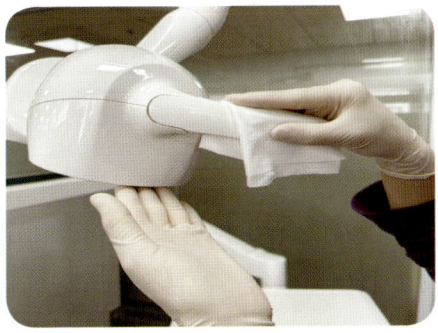
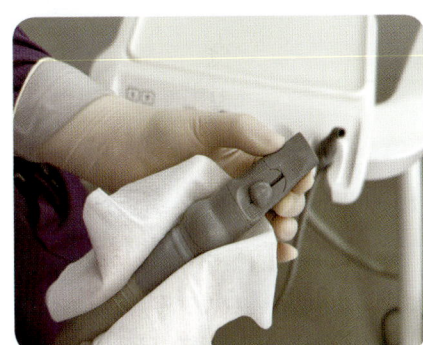
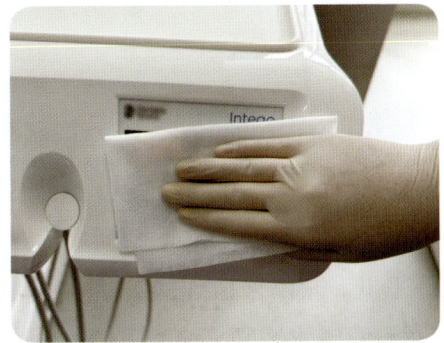

图4-13 可重复使用的设备（部分）

五、诊疗环境的标准防控

口腔中存在大量微生物,在口腔诊疗工作过程中,被患者的唾液、血液、牙体切割组织污染的口腔诊疗器械、环境,如果消毒不合格,极易造成不同患者之间、医患之间的交叉感染,甚至可能导致乙型肝炎、丙型肝炎、艾滋病等传染病的医源性感染,所以应每天要做好诊疗环境的消毒工作。

环境表面:指医疗机构建筑物内部表面和医疗设备表面,前者如墙面、地面、玻璃窗、门、诊疗台面等,后者如各种仪器表面等。

清洁单元:邻近某一患者的相关高频接触表面为一个清洁单元,如该患者使用的诊疗椅位视为一个清洁单元(口腔门诊诊疗单元)。

高频接触表面:患者和医务人员手频繁接触的环境表面,如综合治疗椅拉手、按键、灯把手。

1. 环境感染存在感染风险区域的划分

根据患者是否居住,是否有患者血液、体液等感染性物质的存在,对环境感染存在潜在感染危害程度进行感染风险区域的划分,具体见(表4-2)。

表4-2 环境感染存在感染风险区域的划分

风险分级	环境清洁等级分类	方式	频率次/d	标准
低度风险区域	清洁级	湿式卫生	1~2	要求到达区域内环境干净、干燥、无尘、无污垢、无碎屑、无异味
中度风险区域	卫生级	湿式卫生,可采用清洁剂辅助清洁	2	要求达到区域内环境表面菌落总数≤10 cfu/cm^2,或自然菌减少1个对数值以上
高度风险区域	消毒级	湿式卫生,可采用清洁剂辅助清洁	≥2	要求达到区域内环境表面菌落总符合GB 15982要求
		高频接触的环境表面,采用中、低水平消毒	≥2	

注1:各类风险区域的环境表面一旦发生患者体液、血液、排泄物、分泌物等污染时应进行污点清洁与消毒。

2:凡开展侵入性操作、吸痰等高度危险诊疗活动结束后,应立即进行环境清洁与消毒。

3:存在明显病原体污染时,可参考WS/T367提供的方法进行消毒。

2. 空气清洁与消毒管理要求

详见绪论第三节内容。

3. 诊疗环境管理要求（图4-14）

① 诊室内严禁摆放无关物品，严禁个人物品堆放。

② 保持诊疗单元桌面、窗台清洁，减少物品摆放，降低暴露风险。

③ 诊疗用品尽量现用现取或容器内存放，避免在外部空间暴露时间过长。

④ 诊疗椅位周边及诊桌下严禁堆放杂物。

⑤ 合理安排就诊患者，患者不可在诊室内候诊，减少室内不必要的陪人。

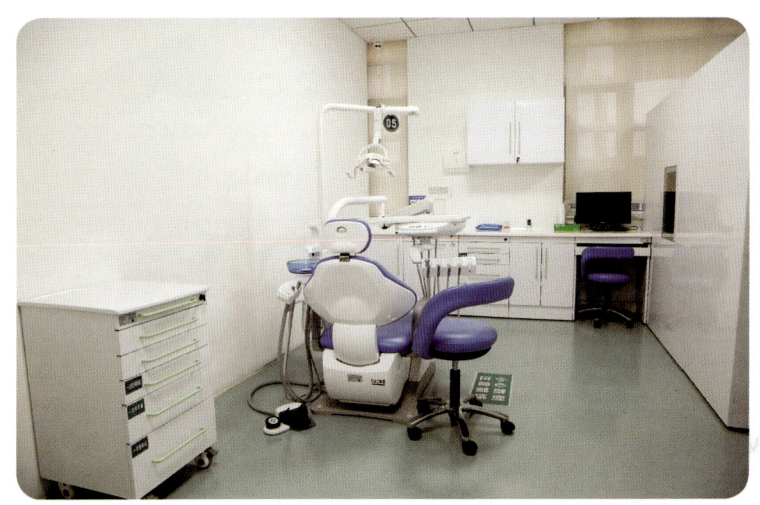

图4-14　诊疗环境管理要求

4. 物体表面清洁与消毒要求

(1) 保持物体表面清洁

使用一次性消毒湿巾或500 mg/L含氯消毒剂擦拭消毒，每日≥2次。重点包括：

① 各诊室的诊桌、窗台、诊疗台、隔断、电话、计算机设备、门把手等物体表面（图4-15）；

② 口腔综合治疗椅表面，包括诊疗台、椅位、肘臂、头灯、按键区、手机、三用枪座孔及连线等各表面（图4-16）；

③ 常用设备表面，如根测仪、光固化仪、洁治器等仪器表面；

④ 无菌物品存放柜及其他物品表面。

口腔实习医师门诊诊疗操作医院感染控制学

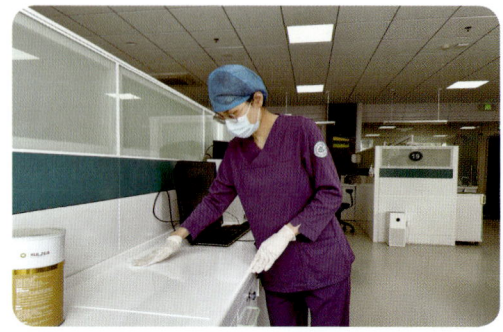
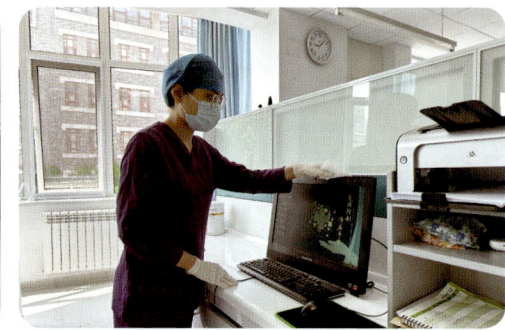
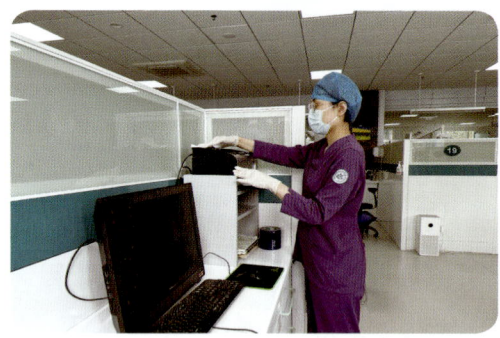
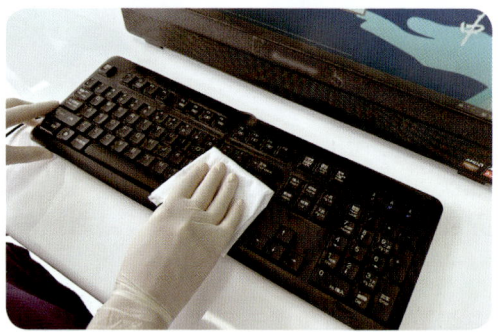

图4-15 物体表面清洁与消毒要求(1)

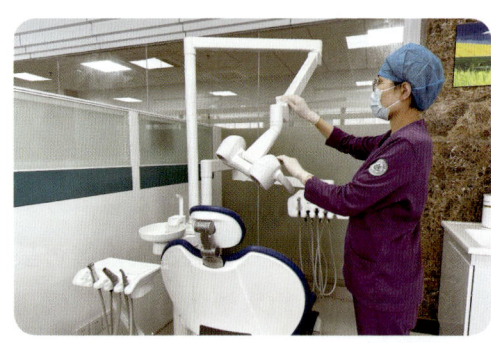
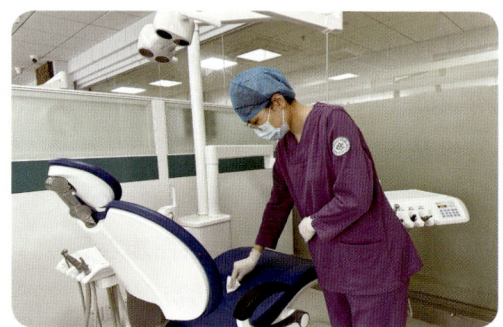
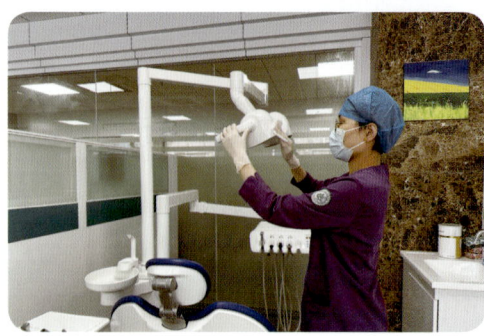
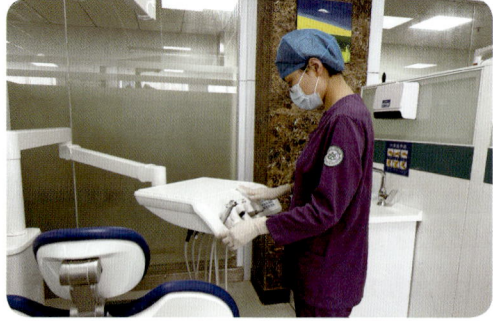

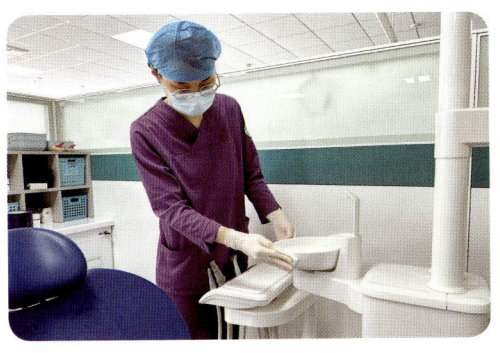
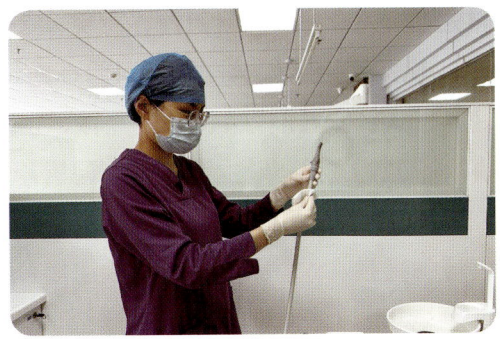

图4-16 物体表面清洁与消毒要求(2)

(2)诊疗单元环境物表清洁消毒擦拭原则

诊疗单元环境物体表面清洁消毒方法,遵守从污染轻到污染重、遇血液等严重污染随时更换原则,使用抹布,先后折叠两折,共分8面擦拭。

5.接诊流程中环境物体表面管理要求

(1)诊疗操作前

如图4-17所示,治疗区域所有接触面、防污膜覆盖(手机空踩30 s)。

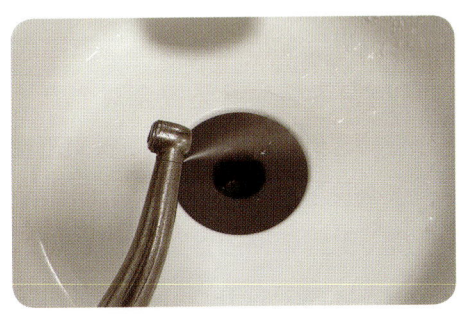
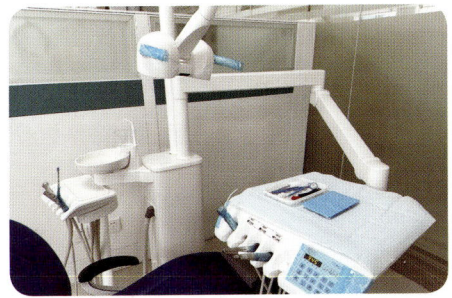
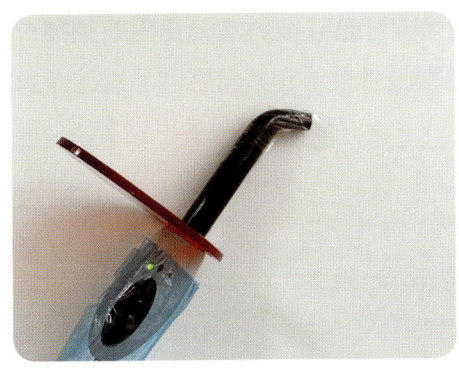
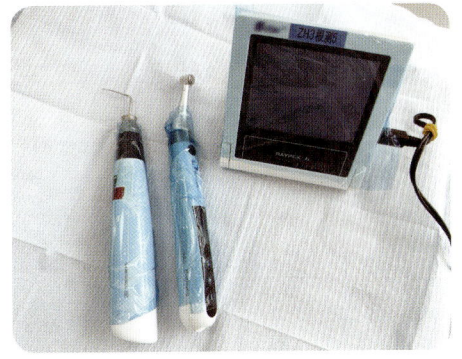

图4-17 诊疗操作前物表的处理

（2）诊疗操作结束后

擦拭高频接触部位，如图4-18所示。

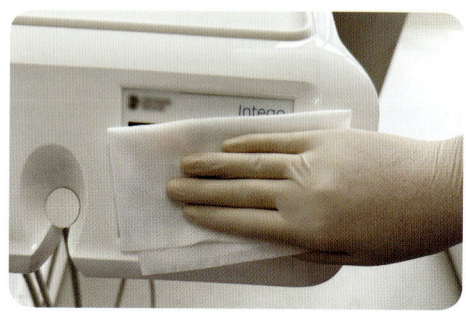
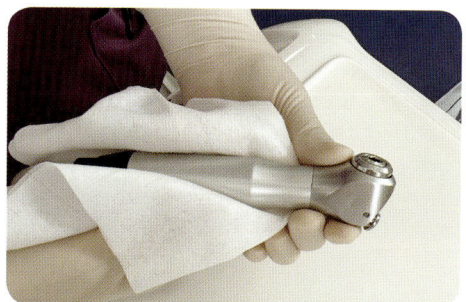
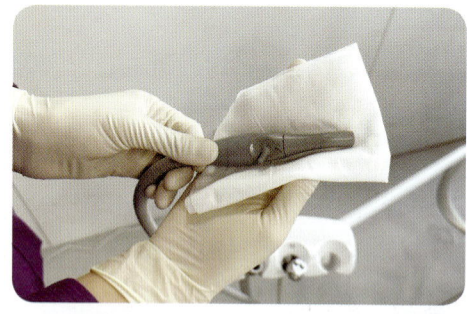
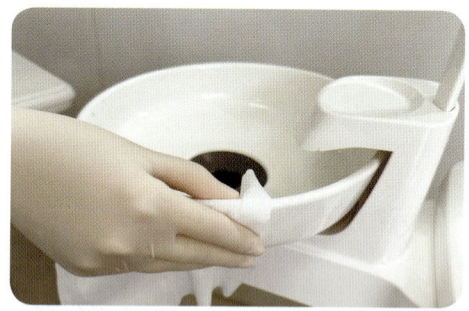
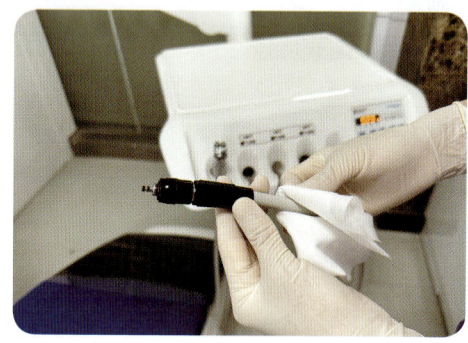
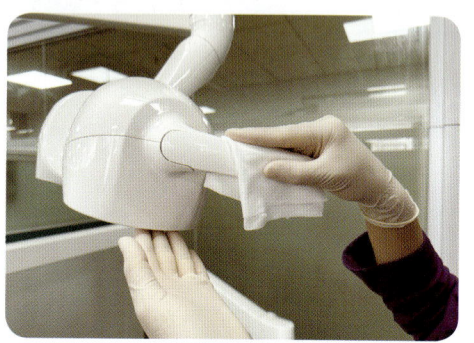

图4-18　诊疗操作后物表的处理

6. 诊室地面清洁与消毒要求

诊室地面保持清洁，每日使用500 mg/L含氯消毒剂擦拭消毒，每日≥2次。

被患者血液、呕吐物、排泄物或病原微生物污染时，应根据具体情况，选择中水平以上消毒方法，使用2 000 mg/L含氯消毒液擦拭消毒。对于少量的溅污（< 10 mL），可先清洁再消毒；对于大量血液或体液的溅污（> 10 mL），应先用吸湿材料去除可见的污染，然后清洁和消毒。（图4-19）

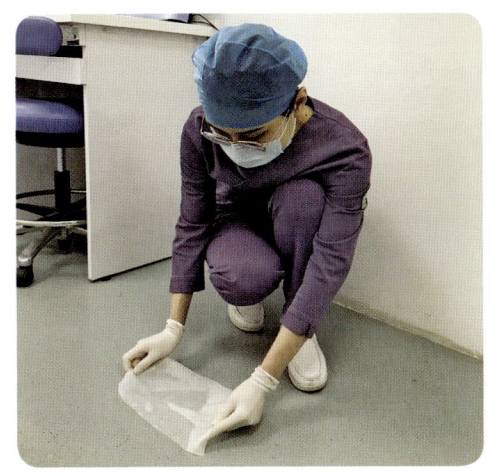

图4-19　大量血液或体液的溅污时的处理

7. 治疗台水路对诊疗环境的污染

综合治疗椅水路主要功能是在诊疗过程中为手机和三用枪等设备提供治疗用水。水路狭窄、管道细长，容易被污染导致生物膜形成。定植在管道中的病菌可随水路进入患者口腔，通过超声洁牙机、高速手机产生的气溶胶被患者或医护人员吸入呼吸道，增加口腔诊疗感染的危险性，水路污染是导致口腔交叉感染的重要途径。

(1) 每日开诊前水路准备

使用独立储水罐的诊疗单元，科室将储水罐灌满纯净水，踩脚踏开关冲洗（高低速手机、超声波洁牙机、三用枪）至少30 s。（图4-20）

集中供水的诊疗单元，科室踩脚踏开关冲洗（高低速手机、超声波洁牙机、三用枪）排水30 s。

注意：水定期更换，水罐定期消毒，更换时应严格执行操作流程，避免污染。

(2) 每日门诊结束后管路消毒（终末消毒）

每次诊疗结束后，应冲洗与口腔器械

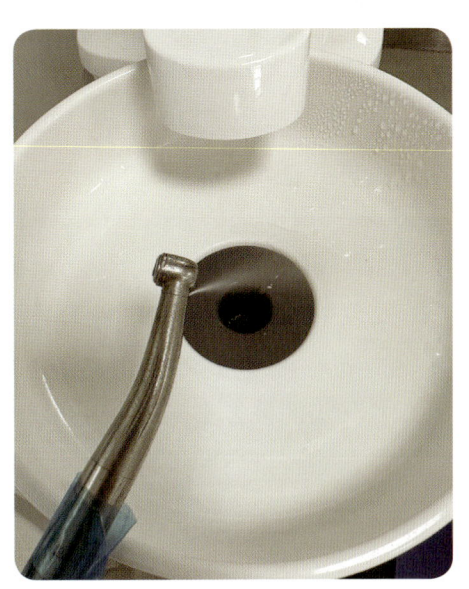

图4-20　每日开诊前水路准备

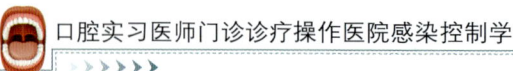

相连的水路 30 s（将手机工作端或超声波洁牙柄或三用枪工作尖放入盛有纯净水的漱口杯内，做好个人防护，踩脚踏开关冲洗 30 s、吸唾器吸取纯净水冲洗管道、清洁消毒漱口痰盂）。

管路冲洗流程：

① 升高椅位清洁：抽吸清水 1 000 mL 冲洗吸唾器管道和痰盂下水道。

② 消毒：抽吸 500 mg/L 含氯消毒液约 1 000 mL，冲洗吸唾器管道和痰盂下水道。

③ 关闭椅位电源：含氯消毒液保持 10～30 min。

④ 冲洗：开启椅位电源，抽吸清水约 1 000 mL，冲洗吸唾器管道和痰盂管道，去消毒剂残留。

⑤ 管道干燥：空吸吸唾管道 30 s，干燥管道，椅位复位，关闭电源。

管路冲洗时应注意：水路冲洗时，医护人员要做好个人防护；保证每日门诊开诊前、结束后要冲洗及消毒供水管道，每次诊疗结束后要冲洗管道 30 s，冲洗时要做好遮盖、减少水雾污染空气；独立储水罐的综合治疗椅或超声波洁牙机供水管道要保持干燥过夜，抑制细菌的生长繁殖，有利于水路的保养。

六、患者安置及运送

在口腔疾病诊疗过程中，医护人员与患者有接触病原微生物污染的血液、唾液的危险，导致传染性疾病的发生。在接诊过程中医务人员应熟知其接诊的流程，做好必要的标准预防措施，避免交叉感染的发生。

1. 口腔专业相关传染病

口腔专业相关传染病包括艾滋病、乙型病毒性肝炎、丙型病毒性肝炎、梅毒、流行性腮腺炎、肺结核等。

发现《中华人民共和国传染病防治法》规定的法定传染病病种按流程上报。

2. 传染病上报规定

① 传染病报告实行首诊医生负责制。

② 法定传染病的报告时限：甲类、按照甲类管理的乙类传染病（肺炭疽、"非典"）上报时限为 2 h；其他乙类和丙类传染病上报时限为 24 h。

③ 报告时限是指从确诊到进行网络（疾病预防控制中心，CDC）直报的时间。

④ 首诊医生接诊中发现传染病患者，立即填写传染病疫情上报卡，通知院感

部,科室传染病专项负责人填写《法定报告传染病登记簿》,由医院感染管理部通过直报网络上报病例信息。

3. 传染病接诊流程(图4-21、图4-22)

(1)掌握传染病患者接诊流程

先引导患者至相对独立的诊疗空间,执行标准预防和无菌操作技术,诊疗前诊疗单位按标准贴隔离膜。

(2)诊疗后终末消毒

物体表面擦拭、痰盂消毒液冲洗(2 000 mg/L含氯消毒液),擦拭完毕后,诊疗单元用紫外线灯照射30 min后再接诊下一个患者。

(3)传染病患者诊疗后医疗废物及消毒物品的处理

复用器械及物品需双层包装并贴传染病标识,消毒中心回收;医疗废物需双层包装物,及时密封贴传染病标识。

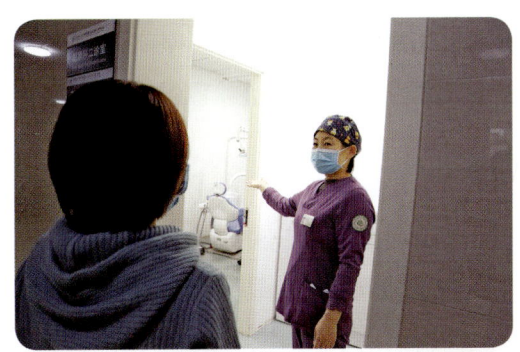
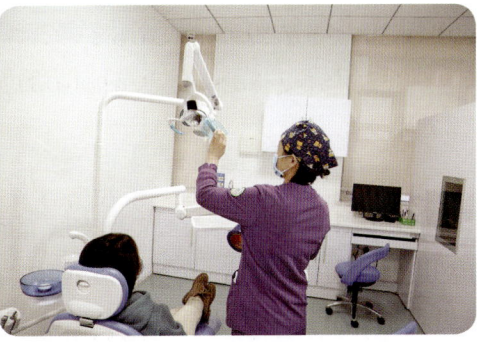
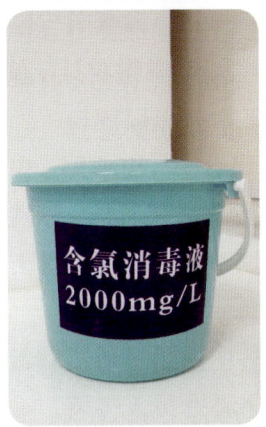
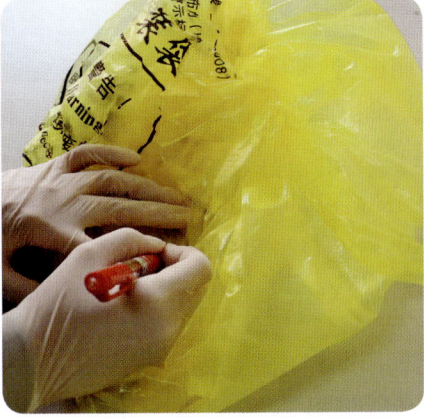
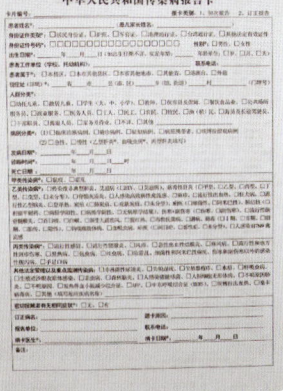

图4-21 传染病接诊流程(1)

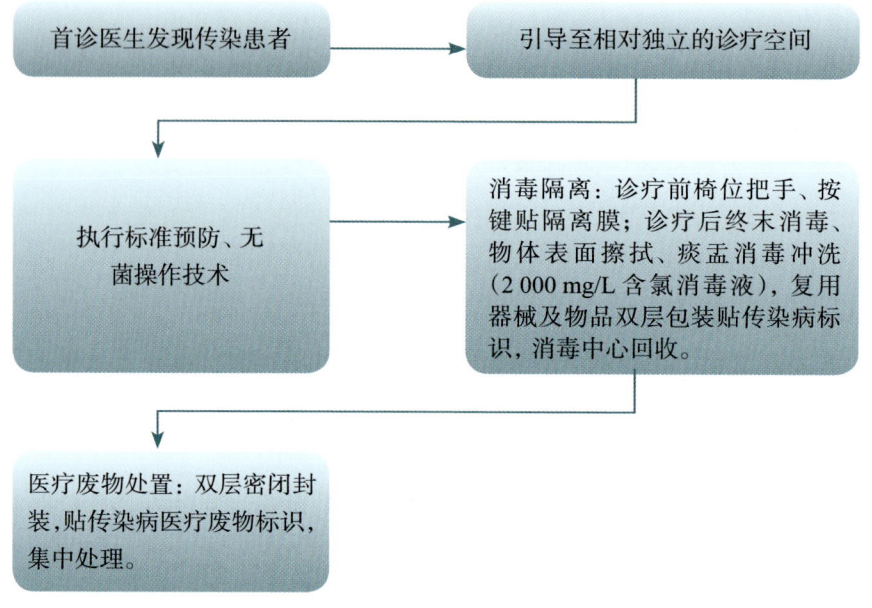

图4-22 传染病接诊流程(2)

七、安全注射

详见第五章。

第三节 标准预防分级

根据传播途径的额外预防以及产生气溶胶操作时可能发生的空气传播隔离预防要求，不同风险级别穿戴不同的防护用品，采取三级防护。在疫情期间，医护人员首先应严格落实标准预防措施。为避免口腔诊疗过程中通过飞沫和接触传播的风险，保障医患安全，在口腔诊疗中医护人员必须在标准预防的基础上增加预防措施，如一次性隔离衣、护目镜或防护面罩、乳胶手套或双层手套。

一、标准预防分级

1. 一级防护(标准预防)

开展无气溶胶喷溅物产生的口腔诊疗活动及接诊无发热、咳嗽、乏力等症状患者时，遵守标准预防的原则，穿工作服，戴一次性医用外科口罩、工作帽、一次性乳胶手套，必要时戴护目镜或防护面罩。

第四章 标准预防

2. 二级防护（加强防护）

开展有气溶胶喷溅物产生的操作时，工作服外加穿一次性隔离衣，戴一次性医用外科口罩/防护口罩（N95、K95等）、一次性工作帽、一次性乳胶手套、防护面罩/护目镜。操作前嘱患者做好口腔预清洁（3%过氧化氢溶液含漱），操作过程使用强吸以减少污染播散。

3. 三级防护（严密防护）

接诊疑似患者或密切接触者、为患者进行吸痰、呼吸道采样、气管插管或气管切开等有可能发生呼吸道分泌物、体内物质的喷溅或飞溅操作时，工作服外加穿一次性隔离衣，佩戴全面型呼吸防护器或全面型防护面罩、医用防护口罩、一次性工作帽、一次性乳胶手套、一次性鞋套。

注意事项：各级防护中，医护人员需注意防护用品穿戴、脱下的顺序，穿脱过程中严格执行手卫生。

二、各级防护的具体措施

1. 标准预防

（1）防护对象

在医疗机构中从事诊疗活动的所有医、护、技人员。

（2）标准预防

认定患者的血液、体液、分泌物、排泄物均具有传染性，不论是否有明显的血迹污染或是否接触非完整的皮肤与黏膜，接触上述物质者必须采取防护措施，包括手卫生，根据预期可能的暴露选用手套、隔离衣、口罩、护目镜或防护面罩，以及安全注射；也包括穿戴合适的防护用品处理患者环境中污染的物品与医疗器械。

（3）标准预防的具体措施

① 医务人员进行有可能接触患者血液、体液的诊疗和护理操作时必须戴手套，操作完毕，脱去手套后立即洗手，必要时进行手消毒。

② 在诊疗、护理操作过程中，有可能发生血液、体液飞溅到医务人员的面部时，医务人员应当戴手套、具有防渗性能的口罩、防护眼镜；有可能发生血液、体液大面积飞溅或者有可能污染医务人员的身体时，还应当穿戴具有防渗透性能的隔离衣或者围裙。

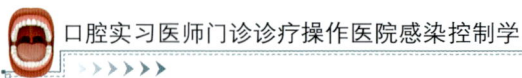

③医务人员手部皮肤发生破损，在进行有可能接触患者血液、体液的诊疗和护理操作时必须戴双层手套。

④医务人员在进行侵袭性诊疗、护理操作过程中，要保证充足的光线，并特别注意防止被针头、缝合针、刀片等锐器刺伤或者划伤。

⑤使用后的锐器应当直接放入耐刺、防渗漏的锐器盒，或者利用针头处理设备进行安全处置，也可以使用具有安全性能的注射器、输液器等医用锐器，以防刺伤。不宜将使用后的一次性针头重新回帽。禁止用手直接接触使用后的针头、刀片等锐器。

⑥每个患者使用后的器械、器具严格清洁、消毒等处置。

⑦医务人员每年健康查体，缺乏保护性抗体时应及时主动接种疫苗。

2. 加强防护

（1）防护对象

为疑似或临床确诊传染病的患者进行诊疗、护理的医护人员。为隔离患者进行诊疗、护理操作的医务人员。

（2）着装要求

在基本防护的基础上，可按危险程度使用以下防护用品。

隔离衣：为疑似或确诊传染病患者诊疗、护理操作时，进入隔离区域时。

护目镜：进行有体液或其他污染物喷溅的操作时。

外科口罩：进行有创操作时，进入隔离区域时。

手套：操作人员皮肤破损或接触患者体液、破损的皮肤等操作时。

防护面罩：诊疗中可能发生患者体液喷溅时。

3. 严密防护

（1）防护对象

为甲类传染病及按甲类传染病管理的乙类传染病患者进行有创操作（如气管插管、切开吸痰等）和转运此类患者的医务人员。

（2）着装要求

在加强防护的基础上，采取严密防护措施，如加穿防护服，佩戴医用防护口罩等。

口腔是人体中细菌病毒等多种病原微生物寄居数量最多的部位，在口腔疾病的诊治过程中，患者口腔中的唾液、血液等污染物会直接或间接污染医护人员的手、诊疗器械及空气环境，成为传播感染的媒介，只有了解了口腔诊疗过程中的易感环节，并实施以上标准预防措施，才能有效杜绝交叉感染的发生，做到保护口腔医务工作者和广大患者的安全。

> **复习题**
>
> 1. 掌握标准预防的基本概念和实施细则。
> 2. 掌握标准预防的分级和各级防护的具体措施。

参考文献

[1] 杨娜. 口腔科门诊发生交叉感染的危险因素分析与控制[C]. 中华医学会继续教育部. 全国医院感染控制、规范消毒与标准预防学术交流会论文集. 北京：中华医学会，2011：54-56.

[2] 陈书琴，赵爱萍，相玲. 口腔治疗操作中的标准预防措施[J]. 全科护理，2008，006(019)：1765-1766.

[3] 李京平，章小缓. 口腔诊疗中医院感染预防与控制措施[J]. 实用口腔医学杂志，2020，36(02)：250-255.

[4] 中华预防医学会医院感染控制分会. 中国艰难梭菌医院感染预防与控制指南[J]. 中华医院感染学杂志，2018，28(23)：3674-3680.

[5] 郭晓晓. 医用手套在感染病科使用中存在的问题分析与对策[C]. 中华护理学会，2013.

[6] 孙岩，高斌. 医用手套临床应用存在的问题与对策[J]. 中国感染控制杂志，2018，17(10)：940-944.

[7] 中华人民共和国国家质量监督检验检疫总局，中国国家标准化管理委员会. 医用防护口罩技术要求（GB 19083—2010）[S]. 北京：中国标准出版社，2011.

（王艳红　季　新）

第五章

安全注射

安全注射（safe injection），是指对接受注射者无害，不会使实施注射操作的医护人员暴露于可避免的风险以及注射废弃物不对他人造成危害的注射操作，是保障患者医疗安全和医务人员职业安全的基本措施之一，也是医院感染管理与预防控制工作的重要内容。而非安全注射一方面会使患者通过直接（通过被污染的器材）或间接（通过受污染的药物瓶）的途径暴露于病原体，从而引起诸如艾滋病、乙肝和丙肝等由血源性病原体传播的疾病；另一方面，非安全注射也对医务人员健康造成威胁，据统计，4.4%的HIV感染和39%的HBV和HCV感染是由于职业暴露因素所导致。世界卫生组织（WHO）已将不安全医疗注射作为全球疾病最重要的20种危险因素之一。因此，良好的注射技术和操作有助于同时保护患者和医护人员的安全。

为全面推行安全注射理念和实践，贯彻落实《血源性病原体职业接触防护导则》《静脉治疗护理技术操作规范》《医疗废物管理条例》，现遵循世界卫生组织（WHO）关于安全注射的规范和国家卫计委（现国家卫健委）关于《阻断院感注射传播，让注射更安全（2015—2018）》专项工作指导方案，结合我院口腔诊疗护理实际，特制定《安全注射及相关操作规范》，旨在进一步加强医院感染预防与控制工作，提高医务人员安全注射操作的依从率，提高医疗质量，保障医疗安全，实现安全注射持续改进。

第一节　安全注射及相关操作规范

常规安全注射操作流程，应包括手卫生、手套使用、其他一次性个人防护设备及消毒工作，以及注射器和药物的正确使用。

1. 手卫生

手卫生是防止微生物传播最好也是最简单的方法。安全注射中手卫生的时机包括：①接触每个患者之前和之后都要进行手卫生，这是最重要的预防感染传播的途径；②当手部没有明显可见污染物时，可用速干手消毒剂消毒双手来代替洗手；③当手部有可见污染物时，应用皂液和流水冲洗双手，并用一次性纸巾擦干。要注意的是，在开始任何操作前，都应确保手部的干燥。

2. 手套使用

手套使用指征包括：①当有可能直接接触患者的血液或其他潜在感染源（例如口腔诊疗）和破损的皮肤时；②当进行静脉穿刺或静脉注射时，因为在穿刺部位有潜在的血液暴露风险；③当医务人员或患者的皮肤不完整时（例如存在湿疹、皮肤烧伤、干裂或感染时）。在医护人员皮肤无破损、患者皮肤完好时，若需要进行常规皮下、皮内或肌肉注射时，不用戴手套。因为手套不能保护医护人员免于针刺或穿刺伤，医护人员应谨慎使用针头、手术刀和其他锐器。

3. 注射器材

科室应确保提供充足的一次性使用器材，麻药注射器必须经高压灭菌并无菌保存，医护人员每次操作都应使用一次性器材或高压灭菌后器材。

使用无菌注射器材操作时应注意以下几点：

①每次操作都使用无菌器材，抽取药液前应确保器材包装没有破损。

②如果一次性器材包装被刺穿、撕裂、受潮或过期，则应丢弃。

③麻药注射器使用前查看灭菌效果及有效期、塑封包装有无破损。

④装麻药药剂瓶前，用爱尔碘棉签消毒擦拭药瓶两侧橡皮活塞，把注射器指圈向后拉出，装上麻药药剂瓶，加压注射器指圈向右旋转1~2圈，使螺纹锥固定于瓶内橡皮活塞上，即安装完毕。

⑤旋转拧开注射针头包装盖后，手持针套将针尾通过注射器头部刺进麻药药剂瓶内，向右旋紧针座，然后拔出针套待用。

⑥注射完毕后，应使用针套取下注射针头而不是徒手拧下，取下针头后才可取下药剂瓶。

4. 药物

注射药物前应再次确认药品名称并确保所用药物处于有效期内且外包装完

整,疑似有污染的药品应丢弃。必须使用多剂量用药时,必须做到一人一针、一次使用;不同的药物应使用各自相应的注射器,不可共用一个注射器,更不可将剩余的药物混合后再次使用。利多卡因等药液应抽取使用,不可拔下针栓直接倒入注射器。推荐单剂量药瓶以减少患者间的交叉污染。不要将多剂量药瓶放在开放病房中,以免被喷雾或飞溅物污染。对于过期、已污染或储存不当的药品,严禁继续使用。

5. 皮肤与消毒(表5-1)

消毒皮肤前应检查消毒剂是否在有效期内;应使用浸有消毒剂的一次性棉签;消毒棉签应从注射部位的中心区向外擦拭,不能再次进入同一区域来回涂擦;静置30 s,待消毒剂干燥后再进行注射。皮肤消毒后不应再用未消毒的手触摸。

表5-1 不同类型注射的皮肤消毒方法

注射类型	皮肤消毒	注射类型	消毒
皮内注射	75%酒精	口内注射	复合碘棉签、爱尔碘棉签、碘伏棉球
皮下注射	75%酒精或0.5%碘伏		
肌肉注射	复合碘棉签、爱尔碘		
静脉注射	复合碘棉签、爱尔碘		

6. 注射前准备

应在指定的不会被血液和体液污染的清洁的区域里,进行注射准备。

当进行注射准备时,应保持注射准备区域整洁,并准备好注射所需的所有器材:如一次性使用的无菌针头和注射器、注射药液、棉签和消毒药液、锐器盒等。

在刺入药瓶或药袋前用含碘棉签擦拭药瓶或药袋隔膜(隔层),并在插入器材前使其晾干。同时,确保每次插入多剂量药瓶时,使用一个消毒注射器和针头,不要在多剂量药瓶上留有针头。注射器和针头从多剂量药瓶中吸出药品并拔出后,请尽快进行注射。

综上,将最佳注射操作总结如下:

① 注射前要进行手卫生(皂液或速干手消毒剂),按照六步洗手法,揉搓至少15 s。

② 注射前在穿刺部位消毒，消毒后不可再次触摸穿刺区域。

③ 在每次操作或接触一位新患者时应洗手，更换一次性手套。

④ 注射前调整好患者及医生体位，调整好光源，以方便进行后续操作。

⑤ 应使用消毒盘传递锐利器械，禁止手持锐器随意走动或将锐器随手传递。

⑥ 再次核对注射用药的药物名称及有效期。

⑦ 使用一次性无菌注射器或消毒的注射器，针头应做到"一人一针、一管一用"，若必须使用多剂量用药时，不可为了节省针头而只更换注射药液，这样易发生针头损坏，也容易导致针刺伤（图5-1）。

⑧ 注射结束后，不要用双手回套针帽（图5-2），若针头回套不可避免，应进行单手回帽操作。治疗结束后，禁止用手去分离注射器针头或徒手毁坏用过的注射器（图5-3），要立即将使用过的锐器丢弃于锐器盒中，禁止将锐器赤裸的针头弃置于锐器盒以外的容器中。

⑨ 当锐器盒被盛满至容积的3/4时应进行封闭。

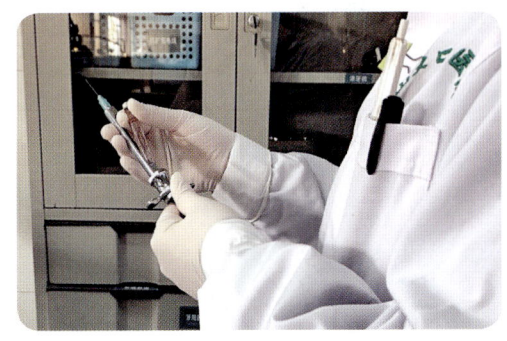

图5-1　错误：保留针头只换注射液

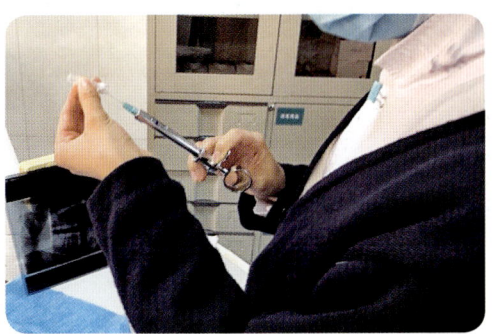

图5-2　错误：双手回帽

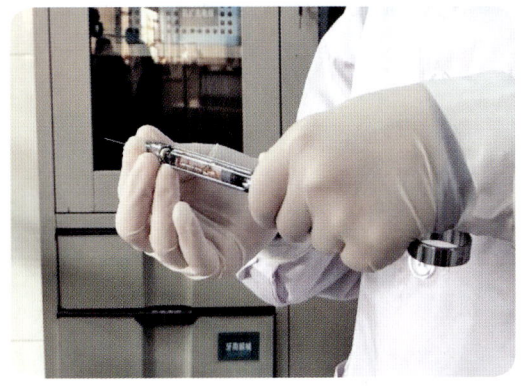

图5-3　错误：徒手卸注射针头

⑩ 发生针刺伤后应立即挤出针扎处的血液，并用肥皂液或流动水冲洗皮肤伤口，黏膜则以流动水或生理盐水冲洗后用75%酒精或0.5%碘伏消毒及时上报，启动暴露后预防措施（PEP）。

7. 安全注射注意事项（图5-4）

① 注射前需确保注射器和药物处于有效期内且外包装完整。

② 疑似有污染的药品不可以使用。

③ 严禁使用用过的针头及注射器再次抽取药液、冲洗液等。

④ 一次性使用无菌注射器及其针头不能重复使用（需要做到"一人一针、一管一用"）。

⑤ 皮肤消毒后应待完全干后再进行注射。

⑥ 使用同一溶媒配置不同药液时，必须每次更换未启封的一次性使用无菌注射器和针头抽取溶媒。

⑦ 注射操作前应进行手卫生。

⑧ 皮肤消毒后不应再用未消毒的手指触摸穿刺点。

⑨ 必须使用多剂量用药时，必须做到一人一针一次使用。

⑩ 操作后应进行手卫生。

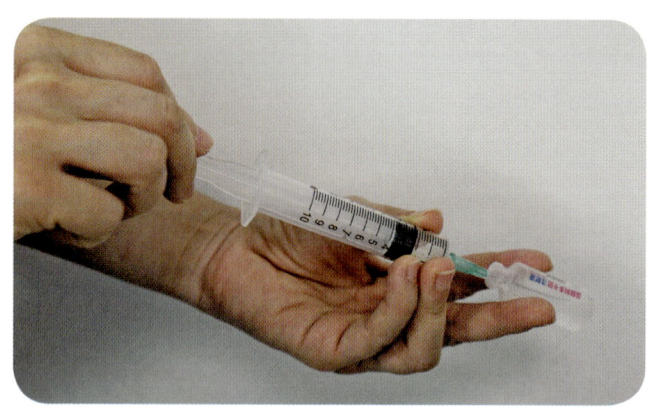

图5-4　安全注射注意事项

8. 锐器伤的防护（图5-5）

① 禁止双手回套针帽。

② 禁止用手分离注射器针头。

③ 接触血液、体液、分泌物时，需戴手套。

第五章 安全注射

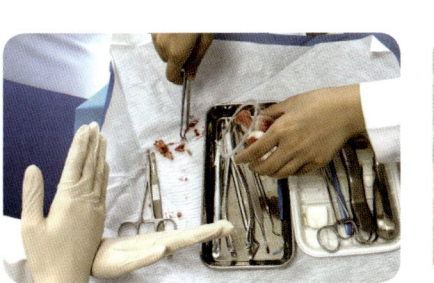
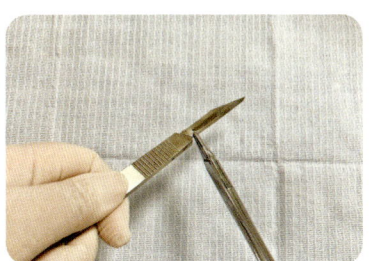
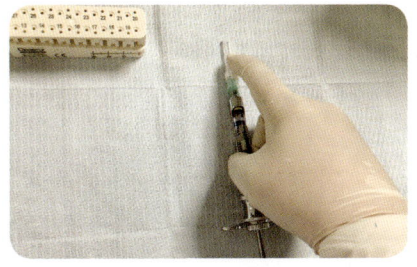
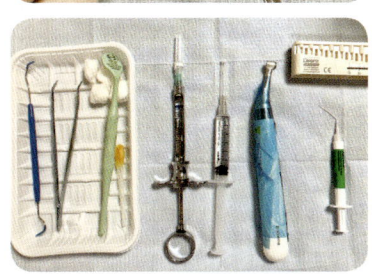
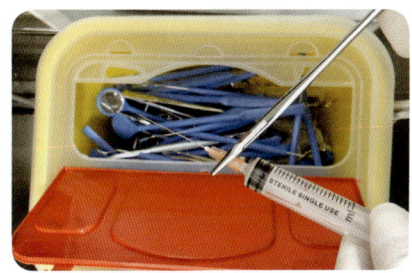

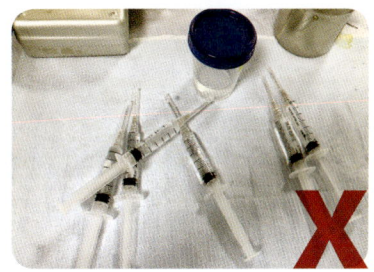

注射器杂乱

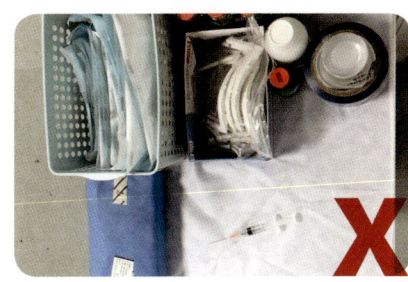

注射器随处乱放

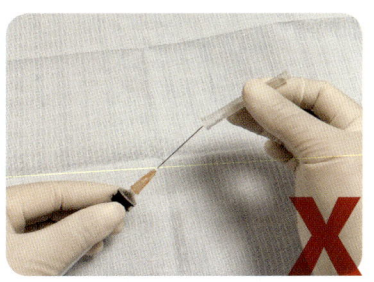

禁止双手回帽

图5-5 锐器伤的防护

④ 禁止手持锐器随意走动。

⑤ 禁止将针头等锐器随手传递。

⑥ 进行侵袭性治疗、护理操作时，要保证充足的光线，防止被针头、缝合针、刀片等锐器刺伤或划伤。

⑦ 诊疗台器械物品分区放置。

9. 职业暴露伤的避免（图 5-6）

① 医务人员从事诊疗、护理、检验、实验操作过程中，要保持充分的光线，并特别注意避免锐器刺伤或者划伤。

② 严禁将使用后的一次性针头双手回帽。如需盖帽应单手回帽，禁止用手直接接触使用后污染的针头、刀片等锐器。

③ 传递器械应使用传递容器以免刺伤医务人员。

④ 使用后的锐器应当直接放入耐刺、防渗透的锐器盒中，以防刺伤。

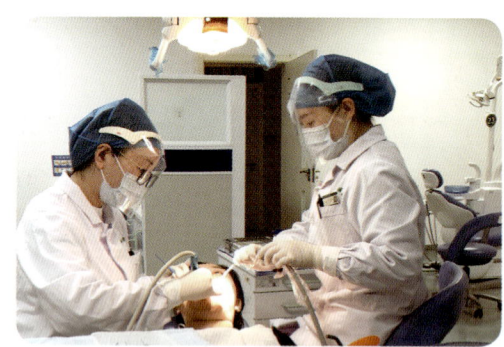
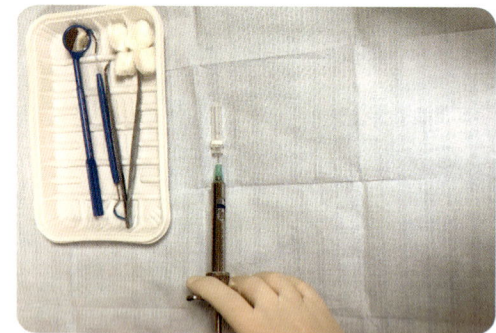
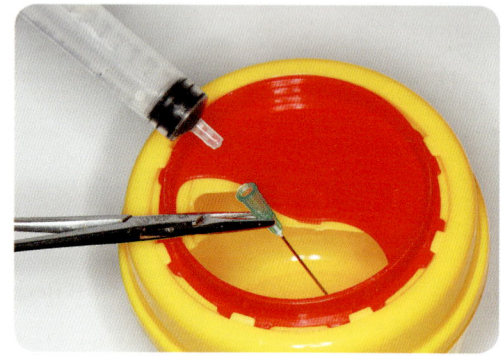
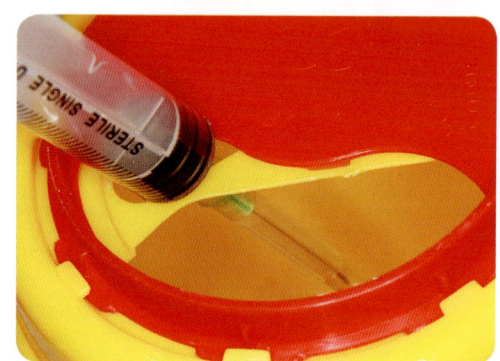

图 5-6 职业暴露伤的避免

第二节　口腔治疗中的麻醉注射安全问题

在口腔治疗中，局部麻醉（local anesthesia）主要用于牙髓病治疗、义齿修复中的牙体预备和口腔颌面外科门诊手术等，局部麻醉已成为临床口腔医学中疼痛管理的标准方法。医生应掌握麻醉的基本理论和常用麻醉方法，包括局部浸润麻醉和常用的阻滞麻醉，现就如何进行安全且有效的口腔局部麻醉，避免不安全的麻醉或无效麻醉进行探讨，供口腔实习医师参考。

局部麻醉，简称局麻，是指用局部麻醉药物暂时阻断机体一定区域内神经末梢和纤维的感觉传导，从而使该区域疼痛消失，同时其他感觉如触压觉、温度觉依然存在，患者意识清醒。口腔治疗中，不同的麻醉各具特点，医生应在术前根据患者的全身状况、疾病的性质、手术的部位、麻药对机体的影响、麻醉的设备和技术水平等，选择安全、有效、方便、经济的麻醉方法。

局麻药根据其化学结构可分为酯类和酰胺类，现临床上应用较多的局麻药包括利多卡因、盐酸丁哌卡因、阿替卡因和甲哌卡因，均为酰胺类局麻药物，而酯类中的普鲁卡因和丁卡因现已很少应用。有关局麻药物过敏反应的报道在酰胺类药物上罕见发生，但若患者对普鲁卡因有过敏史，可使用利多卡因，并行过敏试验。临床应用中常使用含有肾上腺素的局麻药以延缓吸收、降低毒性反应、延长局麻时间，并达到减少出血、保持术区视野清晰的目的。但如果肾上腺素用量过大或注射时误入血管使血内肾上腺素浓度骤然上升时，可因血压的骤升而发生脑出血，或因心脏过度兴奋引起心律失常、心室纤颤等不良反应。因此临床上应严格限制麻药中的肾上腺素浓度并控制好一次注射量。医生应根据手术时间、术中出血和患者机体情况选择是否含有肾上腺素的局麻药及使用剂量。

在术者行局麻前，应做好术前准备，充分了解患者的诊断、全身系统病史，询问有无麻药过敏史，做好术前沟通，消除患者紧张情绪，并尽量避免空腹情况下进行局麻，以免引起晕厥、过敏反应等并发症。一旦发生晕厥，应立即停止注射，迅速放平座椅，置患者于头低位；松解衣领，保持呼吸通畅；氧气吸入和静脉补液等。若发生过敏反应轻症者可给予脱敏药物，严重者应立即注射肾上腺素、给氧，甚至心肺复苏。为避免注射药物过量导致中毒反应，应了解局麻药的毒性及一次最大用药量，要坚持回抽无血并缓慢注射。注射前做好术区消毒并检查麻醉剂和器械，避免感染、注射针折断和注射区疼痛。医生应掌握面部解剖结构，并一定做到回抽无血方可注射，以免引起药物中毒反应、血肿、暂时性面瘫、牙关紧闭、复视或失明等严重并发症。

第三节 门诊静脉采血常见安全问题及应对措施

采血是检验科和颌面外科病房工作中最常见的有创性操作之一。不安全的采血可对患者产生不良影响，虽然这种影响少见，但是影响范围可从采血部位疼痛或青肿，形成血肿、产生神经损伤甚至患者昏厥。汇总不安全采血带来的风险，并总结采血的最佳操作，旨在改善医护人员与患者间的关系。科室可以根据这些原则，制定标准操作规程。

采用最佳采血操作方式可降低对患者和医护人员的风险。采血的最佳操作包括预先的准备工作、合适的场所及质量控制等方面。具体操作中可参照以下预防感染及控制策略。

1. 准备器材

收集操作所需的所有器材，并将其放在安全、方便可及的托盘或推车上，确保肉眼可观察到所有的设备。所用器材包括：

① 试管。应干燥直立放置在架子上，供血液采集使用。注意确保放有样品管的管架靠近医务人员周边，并远离患者，以免被意外碰翻。

② 大小适合的无菌手套。

③ 不同规格血液采样装置。

④ 压脉带。

⑤ 用于皮肤消毒的爱尔碘、棉签。

⑥ 书写用具。

⑦ 锐器盒。

2. 确认并准备接待患者

如果患者是成年人并且意识清醒，遵循步骤如下：

① 向患者介绍自己，并要求患者说出他们的全名。

② 核对表格与患者的身份是否一致（如确保表格内容与患者的详细信息一致，以保证核对精确）。

③ 询问患者是否有恐血症，或者曾在注射或抽血时晕倒的情况。

④ 如果患者焦虑或害怕，应抚慰患者，询问怎样可以让他们更轻松。

⑤ 让患者仰卧（如果可能的话），以使他们放松。

⑥ 在患者的手臂下放上干净的纸或一次性治疗巾。

⑦ 告知患者要进行的检测，并获得口头同意。采血之前，患者在任何时候都有权利拒绝检测，所以确保患者了解整个操作过程非常重要。

3. 穿刺部位的选择

① 将患者的手臂伸直，检查肘窝或前臂。

② 寻找一条用于穿刺的明显、笔直、清晰可见的静脉。肘正中静脉位于肌肉组织间，通常是最易于穿刺的。在贵要静脉下有一条动脉和一根神经走行，因此在此处穿刺时有损伤神经或动脉的风险，并且通常会更疼。千万不要在具有分岔的静脉处进针，因为这将增加血肿发生的机会。

③ 静脉应当在没有使用压脉带的情况下依然明显易见。确定静脉将有助于确定合适的采血针。

④ 在静脉穿刺点上方 6 cm 处使用压脉带，并且再一次检查静脉。

4. 手卫生和穿戴手套

用皂液和流动水洗手，并且用一次性手纸擦干。如果手没有被明显污染过，可以用速干手消毒剂消毒双手，直到干燥为止。在完成手部清洁卫生工作后，戴好合适的无菌手套。

5. 消毒穿刺部位

① 爱尔碘消毒皮肤。消毒应先从拟进行静脉穿刺的中心开始，依次向周围扩展消毒区域，范围直径至少为 5 cm。

② 消毒区域至少要等 30 s 使其干燥。

③ 不能接触已消毒的手臂区域；特别不能将手指放在静脉上用作引导针头进针。如果已消毒的手臂区域被接触到了，则应当重新进行消毒。

6. 采血

静脉穿刺按下列要求进行：

① 握住患者的手以固定静脉，将拇指放在静脉穿刺处下方。

② 要求患者握拳，使其静脉变得更突出。

③ 以小于或等于 30° 的角度迅速进针，并以最容易进入的角度将针插进静脉，并在沿其走向继续推进一些。

④ 一旦采集到足够的血液后，在退出采血针前放松压脉带。有些参考文献

建议，只要血液一从静脉里出来（形成血液回流）即可除去压脉带。

⑤轻轻退出采血针，用无菌棉棒轻轻地按压进针口，同时保持手臂抬高伸直。

⑥嘱患者不要弯曲手臂，以免造成血肿。

7. 整理用物

①把使用后的针头或耗材弃于耐刺锐器盒中。

②核对标签和检验单。标签必须清晰标明所需的全部信息，一般是患者的姓名、门诊号或住院号、采血的日期和时间。

③再次进行手部清洁卫生工作。

④告诉患者整个过程已经结束。

⑤询问患者或献血者感觉如何；检查穿刺点，确认不再流血。

8. 样本运输的准备工作

①将样本安全地装进符合检验科要求的塑料防漏盒内，上层放入检验单，以免被污染。

②如果有多个试管，则把它们放在一个试管架中或者填塞上固定物以避免在运输过程中受损。

9. 清除溅出的血液或体液

如果发生血液溅出，需要把溅出的血液清理干净。以下是安全流程的示例：

①如果是大面积的污染地面、台面、墙壁等物体表面，需要戴手套，穿一次性隔离衣。

②用消毒湿巾擦拭溅出的体液，将使用过的消毒湿巾丢弃在传染性废弃物中。

③对于地面、台面、墙壁等物体表面，可用2 000 mg/L含氯消毒液擦拭。

④如果破损皮肤、黏膜或刺伤处被血液污染，要报告科室和医院感染管理部，填写职业暴露登记表。

第四节　职业风险和血源性病原体管理

造成职业暴露的原因包括：没有制定内部安全防护管理制度；没有遵守安全

操作规程；缺乏自我防护知识与技能；工作中发生意外，如给HIV感染者或艾滋病患者注射时不慎被针头刺破手指，医疗护理和实验室工作中皮肤或黏膜意外被针刺或其他锐器损伤，感染者分泌物或血液意外溅入工作人员的眼、鼻、口中等。

避免血源性病原体职业暴露和感染是安全注射中最重要的一点。这种暴露能通过针刺、锐器伤害以及溅上受污染血液或体液而发生。管理方法包括急救、风险评估、HBV（HCV/HIV）的告知和报告、PEP（暴露后预防）。这些保护性措施应当尽可能在发生暴露后立刻予以执行。

发生血源性职业暴露时的处理策略包括：采取紧急处理措施；医护人员当即向科室（主任、护士长）报告；医护人员应到院感部填写暴露相关表格，记录情况；立即完成风险评估（暴露的程度；暴露源的情况；预防方案的确定）。

详见第七章第六节内容。

第五节 医疗废物管理

为了确保安全地处理医疗废物，当锐器盒已有3/4时，将其密封并更换。物业人员将锐器盒运送至医疗废物暂存处。同时，将不具传染性的医疗废物丢到黄色医疗废物袋内。在运送具传染性的医疗废物袋和锐器盒前，应确保其已被密封。

减少不必要的注射是防止注射相关感染的最好方法。在一些地区，近70%的注射从医疗上来说是非必需性的。应优先考虑那些同样能达到有效治疗的其他方法（如口服或纳肛），因为这能减少血液或感染源的潜在暴露，从而减少感染风险。此外，医护人员接种乙肝疫苗对于保护患者和医护人员本身也十分重要。

安全注射是基础感染控制中重要的一部分。应将日常接诊中的每位患者都视为潜在的感染源，标准预防措施中的强制性安全操作观念必须应用于日常诊疗护理操作。通过落实手卫生、屏障保护（手套等）、合理注射操作、减少锐器（包括注射器）使用及锐器废物的合理分类和处理等保证注射安全，从而阻断感染传播。同样，未经消毒或不合适的器材或不当的操作均会导致非安全注射。

日常管理中将干净的器材和被污染的器材及物品分开放置,避免注射药品的污染也非常重要,这些都将有利于防止交叉污染,保障患者安全和医务人员职业安全。

医疗废物处置注意事项(图5-7):

① 锐器盒需防渗漏、防穿透;

② 锐器使用后应立即放入锐器盒内;

③ 锐器盒装满3/4或者暂存48 h必须关闭并及时运走;

④ 锐器盒在转运过程中应封闭,避免内容物外漏或溢出;

⑤ 治疗室、治疗车上配备锐器盒,锐器盒放置的位置应醒目且方便使用;

⑥ 医疗废物分类装置配套齐全。

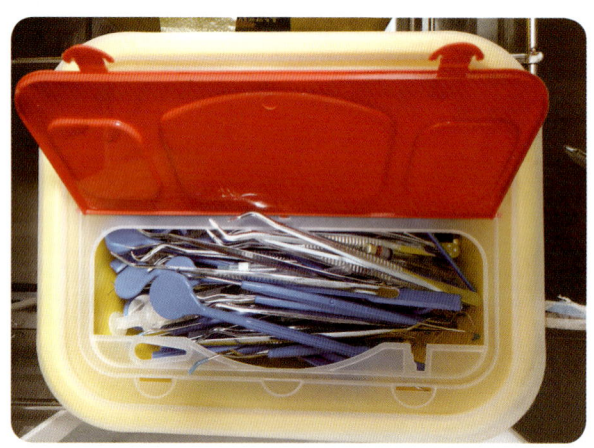

图5-7 医疗垃圾过满

复习题

1. 掌握安全注射的概念和最佳注射操作要点。
2. 掌握局部麻醉的基本理论和常用的局麻方法,掌握局麻并发症的处置办法。
3. 了解造成职业暴露的原因,掌握发生血源性职业暴露的处理策略。
4. 熟悉门诊静脉采血最佳操作。

参考文献

[1] 陈书琴, 赵爱萍, 相玲. 口腔治疗操作中的标准预防措施 [J]. 家庭护士, 2008(19): 1765-1766.

[2] 李京平, 章小缓. 口腔诊疗中医院感染预防与控制措施 [J]. 实用口腔医学杂志, 2020, 36(2): 250-255.

[3] 郭晓晓. 医用手套在感染病科使用中存在的问题分析与对策 [C]. 中华护理学会, 2013.

[4] 孙岩, 高斌. 医用手套临床应用存在的问题与对策 [J]. 中国感染控制杂志, 2018, 17(10): 940-944.

（崔平平）

第六章

医疗废物

第一节 医疗废物的概念

根据《医疗废物管理条例》，医疗废物是指医疗卫生机构在医疗、预防、保健以及其他相关活动中产生的具有直接或间接感染性、毒性以及其他危害性的废物。

医疗废物包括六大类：感染性废物、损伤性废物、病理性废物、化学性废物、药物性废物，以及非特定行业的为防治动物传染病而需要收集和处置的废物。

感染性废物指携带病原微生物、具有引发感染性疾病传播危险的医疗废物。损伤性废物指能够刺伤或者割伤人体的废弃的医用锐器。病理性废物指诊疗过程中产生的人体废弃物和医学实验动物尸体等。化学性废物指具有毒性、腐蚀性、易燃易爆性的废弃的化学物品。药物性废物指过期、淘汰、变质或者被污染的废弃药品。

第二节 医疗废物的分类及处置

一、医疗废物的分类

医疗废物在医疗单位运出前需做好分类。

医务人员应当根据《医疗废物分类目录》，对医疗废物进行分类。

根据医疗废物的类别，将医疗废物分置于专用包装物或容器内，且包装物和容器应符合《医疗废物专用包装袋、容器的标准和警示标识规定》（HJ 421—

2008)。

　　医务人员在盛装医疗废物前应当对包装物或容器进行认真检查,确保无破损、渗液和其他缺陷。盛装的医疗废物达到包装物或容器的3/4时,应当使用有效的封口方式,使封口紧实严密。盛装医疗废物的每个包装物或容器外表面应当有警示标记,标签内容包括医疗废物产生单位、产生日期、类别。放入包装物或容器内的感染性废物、病理性废物、损伤性废物不得任意取出。医疗废物管理专职人员每天从医疗废物产生地点将分类包装的医疗废物送至院内临时垃圾桶。临时垃圾桶内医疗废物由环保局指定的专门人员处置,贮存时间不得超过2天,并做好运送记录。运送过程中应防止医疗废物的流失泄漏,并防止医疗废物直接接触身体。医疗废物管理专职人员每天对产生的医疗废物进行过秤、登记,登记内容包括来源、种类、重量、交接时间、最终去向、经办人。

　　投料前操作人员应进行分拣工作。根据医疗单位的分类结果,按照热值稳定、成分均衡的原则进行整袋分拣;分拣时不能打开包装袋,避免暴露风险。分拣时整袋剔除含有严禁对象的垃圾袋(图6-1、图6-2、图6-3)。

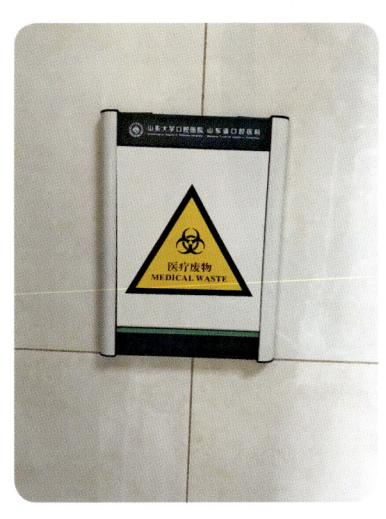
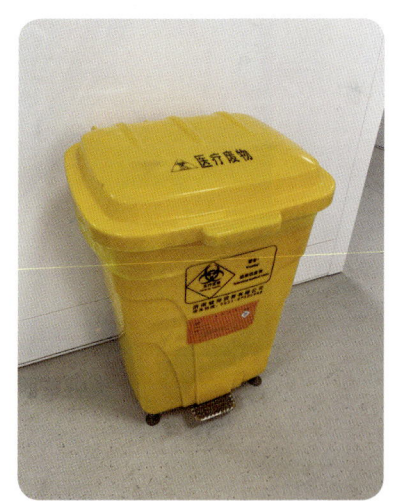

图6-1　医疗废物专用警示标识　　图6-2　医疗废物专用垃圾桶及黄色专用包装袋

口腔实习医师门诊诊疗操作医院感染控制学

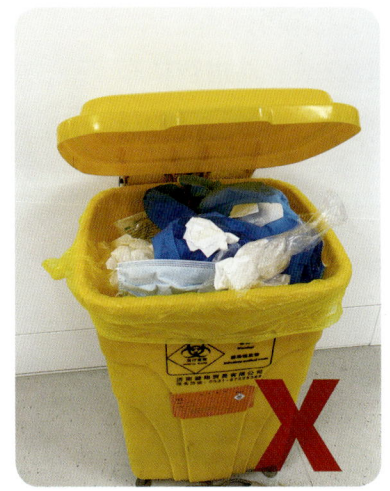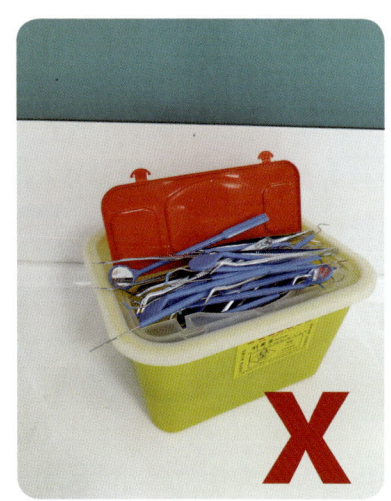

图6-3 黄色包装袋中医疗废物超过3/4，锐器盒满溢

二、医疗废物的处置

为了防止医疗废物传染疾病，首先要做好源头分类。医疗机构要按照医疗废物类别及时分类收集，确保人员安全，控制感染风险。盛装医疗废物的包装袋和锐器盒的外表面被感染性废物污染时，应当增加一层包装袋。

其次，消毒是防止医疗废物传染疾病的关键。要使用1000 mg/L的含氯消毒液对医疗废物包装袋、医疗废物暂存处、医疗废物运送车等进行消毒。

再次，要防止医疗废物泄漏。在运送医疗废物时，应当防止医疗废物专用包装袋和锐器盒的破损，防止医疗废物直接接触身体，避免医疗废物泄漏和扩散。

最后，及时清运处置（图6-4）。医院等医疗机构应单独设置区域暂存医疗废物，及时通知医疗废物处置单位上门收运，由医疗废物处置单位进行无害化处置，并做好相应记录。

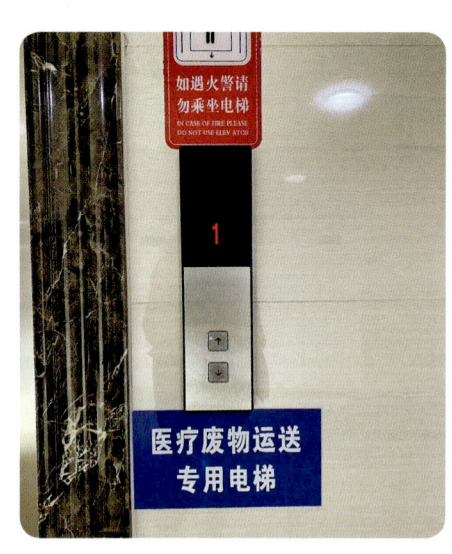

图6-4 医疗废物的清运处置

三、锐器盒的规范及正确使用、保存及转运

1. 锐器盒的规范

① 根据医疗护理操作所使用的锐器选择大小合适的锐器盒，锐器可以完整放入。

② 锐器盒符合以下要求：耐用，防穿刺，防渗漏，内装的针头、玻璃碎片等不能刺穿锐器盒。

③ 所选用的锐器盒为整体黄色。

④ 锐器盒外表面印刷有医疗废物警示标识。

2. 锐器盒使用

① 锐器盒组装正确，盖子严密。

② 锐器盒尽可能放在靠近工作场所的醒目位置上，以方便安全使用。

③ 锐器盒放置在护理人员随手可及的位置，不需要二次分拣后才放入。

④ 可移动式的锐器盒放在腰部高的位置为宜。

⑤ 护理人员操作完毕后锐器直接放入锐器盒，在从操作完毕到放到锐器盒中间隔时间越短，越能有效避免针刺伤。

⑥ 锐器盒不要放于治疗车底层，护士弯腰放入锐器，视线被遮挡，非常容易导致在放入过程中被刺伤。

⑦ 锐器盒不能放在地上、较高物体的表面，或是儿童和意识不清患者能拿到的地方。

⑧ 如果是安装在患者房间内的锐器盒，从地面到锐器盒开口的高度以 132~142 cm 为宜。

⑨ 科室院感小组负责对锐器盒的常规检查，并维护每一个区域中的锐器盒。被指定的人员要常规监测锐器盒的标记线，并在锐器装满到标记线之前更换。这样可以减少锐器的溢出。

⑩ 所有使用锐器的员工都要携带锐器盒。携带锐器盒时应该使用手柄，或是用托盘携带较小的锐器盒，禁止把锐器盒靠着自己的身体。

⑪ 医疗机构要禁止非锐器类的废弃物放入锐器盒。非锐器废物会增加锐器盒的处理费用，并在锐器盒打开的时候产生不安全的障碍。

⑫ 在使用新的锐器盒前，应培训员工如何使用锐器盒，并将持续的培训纳入

年度预防锐器伤培训中，锐器盒的生产商和医疗机构共同合作，进行安全的锐器丢弃的培训。

3. 锐器盒的保存及转运

① 锐器盒禁止装满。锐器到达标记线时就更换锐器盒，满3/4时应该更换。

② 确保锐器盒在丢弃前已经关闭并锁好不能被再打开，并且标签完整。

③ 使用后的锐器盒由运送人员从医疗废物产生处按照规定的时间和路线送至医疗机构内部的暂时储存地。

④ 锐器盒在暂时存储地应有专人管理。

⑤ 不要为了预防渗漏，把锐器盒放在黄色袋子里丢弃。

⑥ 锐器盒移出前若有发生穿透或泄漏的可能，应将其放入第2层容器中，第2层容器的要求同第1层容器。

⑦ 不能徒手打开、清空或清洗重复使锐器盒，以避免引起操作者的皮肤损伤。

⑧ 锐器盒移出存放区时或更换时应先盖好容器，防止在处理、储存和运输过程中发生内容物的溢出和外露。

第三节　受污染尖锐器械的管理

所有受污染的尖锐器械都能够传播疾病，被列为管制性废物。例如，临床门诊工作中产生的包括针头、手术刀片、缝合针、牙科车针、根管治疗器械、钻头、仪器仪表和碎玻璃等。这些锐器对使用和处理它们的医护人员及后勤人员会构成显著的职业危害。上述尖锐器械必须放置在专用的锐器盒（图6-5）中，并且尽可能地放在靠近锐器使用的地方，缩短锐器传输路程。此外，用过的针头不能被翻新，不应用双手进行其他操作，或不应有涉及引导针头朝向身体任何部位的任何其他操作。在针头处理前不要徒手弯曲破坏，处理锐器时要佩戴适当的个人防护装备。在污染区应使用工作手套，因为常规检查手套不能防止针刺伤害，并配备专用拆卸针头的血管钳和持针器。

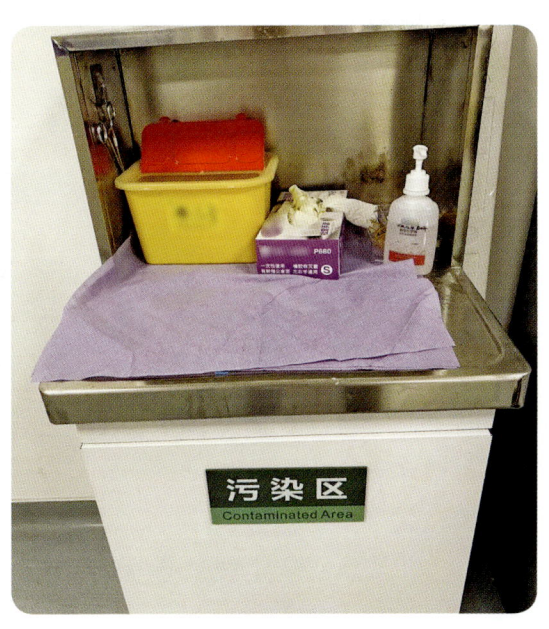

图6-5　污染区设置专用医疗废物垃圾桶、锐器盒、工作手套、消毒液等

第四节　医疗废物的源头减量

医疗机构产生的废物中大约80%属于非危险性的普通生活垃圾，主要包括办公和生活区产生的各种废物，如治疗诊断区、医生办公室、护士站和普通患者产生的日常废物，药械和后勤保障仓库产生的包装废物等，仅有20%左右属于医疗废物和可疑医疗废物。一个未受过专业培训的人员，一般很难明确区分普通垃圾和医疗废物的界限。一旦生活垃圾中混入医疗废物，根据医疗废物管理原则，这些普通垃圾也将被当作医疗废物进行管理和处置。因此，在未实行源头分类管理的地区，需要处理处置的医疗废物数量可能十分巨大。研究表明，采用医疗废物清单的做法，可直观地向医护人员和有关作业人员传达辨别医疗废物的方法。对医疗废物进行减量化管理的实践证明，在废物产生的源头，根据医疗废物清单目录，严格地将生活垃圾和医疗废物分开，是一种十分有效的医疗废物减量化管理方法（图6-6）。

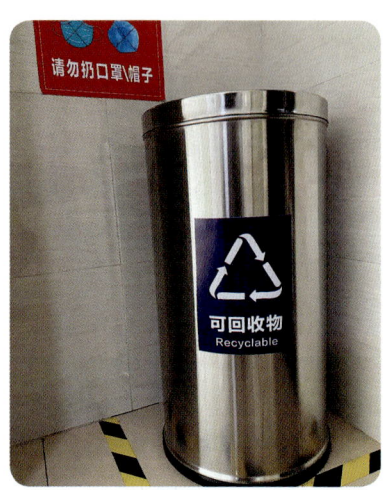
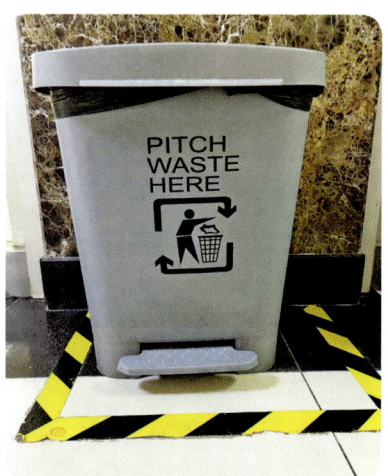
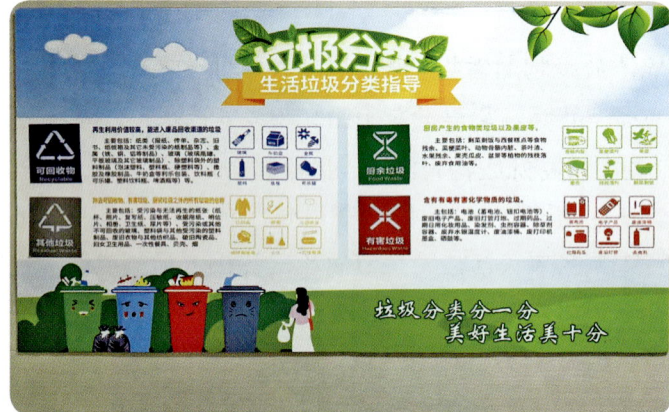
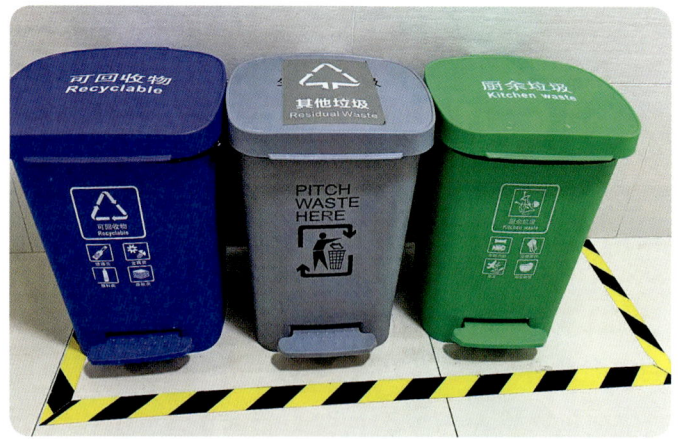

图6-6 分类明确的生活垃圾桶,并注明警示标识及分类说明
(生活垃圾中勿扔口罩/帽子)

第六章 医疗废物

随着临床诊断、药物学、遗传学、分子生物学、医疗器械、消毒和感染控制等学科的发展，医疗机构使用的各种物品越来越多，在很长一段时间内，医疗机构产生的医疗废物种类将呈上升趋势。与此同时，不同类型和规模的医疗机构产生的医疗废物，从种类到数量均有很大的差别，而且随着科学研究的进展，那些属于"灰色区域"的医疗废物，如沾有少量血液、体液、分泌物的棉球、敷料等极有可能离开医疗废物范畴。因此，医疗废物分类方法具有很强的时效性，需要定期调整。对所有的医疗废物进行明确分类，不但工作量巨大，而且有可能产生遗漏。

第五节　血液和其他体液废物的管理

血液和其他体液废物通常指的是纱布和在口腔外科手术中如拔牙或牙周手术过程中使用的棉制品等。如果纱布制品吸满血液或唾液，挤压时会流出血液或唾液，必须放置在符合特殊废物管制标准的废物容器中。

所有容纳血液或唾液的容器，例如在口腔外科操作中使用的吸痰器，可以按照国家批准的处理技术来灭活或将内容物小心地倒入实用水槽排水管或厕所里。因为飞溅物和气溶胶有潜在危害，在操作时应佩戴合适的个人防护，如手套、护目镜、面罩和防护服。

第六节　拔除离体牙在临床带教实习中的作用

由于口腔医学职业特殊，需要离体牙用于临床带教实习。离体牙和手术切除的软硬组织是门诊中潜在的传染源，必须放在按照血源性病原体标准设置的医疗废物容器中处置。临床门诊中直接放置于专用黄色医疗废物包装袋中即可。对于日常拔除的离体牙，可清洁这些牙齿上可见的血液和组织碎屑，并放置于结构良好密封容器中维持水合状态，防止在运输过程中泄漏。这些容器也应标有生物危害标志。临床练习前先进行高压灭菌，以保证操作的安全性。Pantera 和 Shuster 证明使用高压灭菌的时间为 40 min。

优选不含汞的牙齿，因为它们可以安全地进行高压灭菌。如果离体牙含有汞合金，可把它们浸泡在 10% 福尔马林溶液中 2 周，可以有效消毒牙齿内部和外部结构。当使用福尔马林溶液时,应参考生产商的材料安全数据表。

第七节 医疗废物的储存条件

医疗卫生机构应当建立医疗废物暂时贮存设施、设备,不得露天存放医疗废物,医疗废物暂时贮存的时间不得超过2天。《医疗废物集中处置技术规范(试行)》第二章2.1~2.5条,分别对设有住院病床和不设住院病床的医疗机构建设专门暂存库房和专用储存柜(箱)以及卫生要求、暂时贮存时间和管理制度做出了规定。

医疗废物处置单位应当建设具有良好防渗性能且易于清洗和消毒的医疗废物暂时储存库房,必须附设污水收集装置。进入处置单位的医疗废物若不能立即处置,应盛装于周转箱内并储存于暂时储存库房中。当处置场医疗废物暂存温度≥5℃时,医疗废物暂存时间不得超过24 h;暂存温度<5℃时,暂存时间不得超过72 h。

在新型冠状病毒感染暴发期间,医疗废物的储存有特别要求。医疗卫生机构储存场所应按照卫生行政主管部门要求的方法和频次消毒,医疗废物暂存时间不超过24 h。医疗废物处置单位对运抵处置场所的医疗废物尽可能做到随到随处置,暂时储存时间不超过72 h。

第八节 小结

做好分类收集是医疗废物管理中的重要步骤。医疗废物在广泛定义上指的是医院除了生活废品以外所要丢弃、不可再次利用的废弃物,不但包括非生物性的,同时也指一些生物性的。临床上将医疗废物划分为感染性、损伤性、化学性、病理学以及药物性等5类,如果不能将医疗废物和生活垃圾进行区分,很可能由于处理不当而流入社会,不但增加了医疗废物处理的难度和成本,还给社会间接造成了危害,给不法分子提供了契机,因此必须严格遵守相关制度和规定进行分类收集。

加强职业安全防护,严防职业暴露的发生:在医疗服务行业中,护理人员以及后勤人员是接触医疗废物最多也是最容易受到伤害的群体,在操作过程中护理人员必须禁止手持锐利器械来回走动或是徒手传递，杜绝将用过的针头双手回帽，应将锐器盒放置于便于使用的位置。由于进行医疗废物收集的人员都是弱势群体，因此更需要对这类人员进行相关的知识技能培训，并提供相关的防护措施，避免发生损伤。一旦发生职业暴露，应当立刻在就近科室进行紧急处理，以免延误处理时机造成不必要的伤害。

科室内应制定本科室医疗管理制度、工作流程、职业安全防护措施，加强医务人员职业暴露后紧急处理措施的力度，建立医疗废物运送交接登记本。

废物产生、分类、收集以及运输过程中必须严格按照医疗废物的分类标准进行处理，盛放废物的包装袋颜色和盛放生活垃圾包装袋的颜色必须严格区分，分别采用黄色和黑色盛放，同时要在包装袋的外面粘贴警示标识，以防混淆。损伤性废物放入锐利器械收集盒中或者方形纸盒内外套黄色包装袋。医疗废物的包装袋达到总体积的3/4时即停止使用，由相关人员进行封存，确保密封彻底之后在包装袋上粘贴标签，写上具体科室、日期、类别，每天有专人进行交接并登记，将医疗废物进行集中放置，然后运送人员集中回放到医疗废物暂时存放点存放保管。

复习题

1. 掌握医疗废物的分类和管理措施。
2. 了解医疗废物的储存条件。

参考文献

[1] 陈扬，邵春岩，丁琼. 医疗废物优化处置技术及应用 [M]. 上海：上海科学技术出版社，2015.

[2] John A Molinari, Jennifer A Harte. 实用口腔科感染控制 [M]. 3版. 高永波，章小缓，译. 北京：化学工业出版社，2017.

[3] 周学东，陈智，岳林. 牙体牙髓病学 [M]. 5版. 北京：人民卫生出版社，2020.

（于美娇）

第七章

职业暴露应急处置

口腔疾病诊疗操作多为近距离、侵入性操作治疗，接触物品种类多，操作复杂，涉及的病原体种类较多、传播的方式复杂，对口腔专科医院的医疗安全和医护患人身安全造成极大威胁。

目前已知的血源性病原体包括乙型肝炎病毒（HBV）、丙型肝炎病毒（HCV）、艾滋病病毒（HIV）、梅毒螺旋体等30余种，口腔常见的传染病为乙肝、丙肝、AIDS、流行性腮腺炎、肺结核等。护士、实习生、外科医生、检验人员等是血源性病原体职业暴露的高发人群，他们常在锐器的使用、转运和处理、传递等过程中发生锐器伤，从而造成职业性感染。全球的统计数据显示每年约有1000名的医务人员在工作中感染AIDS、丙肝、乙肝等血源性传播疾病，数据让人触目惊心。

国外几十年的监测和研究发现，大部分锐器伤可以通过尽量减少锐器使用、推广安全器具、规范诊疗操作、采取标准预防措施等来进行预防，减少职业暴露的发生。医务人员发生职业暴露后，应立即处置伤口，并评估暴露源的情况和暴露者的情况，选择适当的暴露后预防措施，减轻对医护患人身带来的危害。

第一节 职业暴露相关概念

医务人员职业暴露是指医务人员从事诊疗、护理、检验、实验操作过程中意外被患者血液、体液污染了皮肤或黏膜，或被用于患者的锐器（如针头及其他锐器）刺伤了皮肤，有可能被病原微生物感染的情况。医务人员职业暴露，分为感染性职业暴露、放射性职业暴露、化学性（如消毒剂、某些化学药品）职业暴露及其他职业暴露。

血源性病原体主要是来自血液的病原体，是身体发生血源性感染的重要原因，比如皮肤部位的感染引起的细菌、病毒或者不典型的病原体进入血液之后随着血液到达肺部或者肾脏引起了感染，对于肺部或者肾脏的感染来说这个病原体就是来自血液中的血源性病原体。

损伤性医疗废物指医疗卫生机构在医疗、预防、保健以及其他医疗卫生相关活动中产生的具有直接或间接传染性、毒性以及其他危害性的锐利的废物。

标准预防是认定患者的血液、体液、分泌物、排泄物均具有传染性，不论是否有明显的血迹污染或是否接触非完整的皮肤与黏膜，接触上述物质者必须采取防护措施，包括手卫生。根据预期可能的暴露选用手套、隔离衣、口罩、护目镜或防护面屏，以及安全注射。也包括穿戴合适的防护用品处理患者环境中污染的物品与医疗器械。

第二节 口腔科职业暴露现状及危害

一、口腔科职业暴露现状

国内外口腔医务人员职业暴露现状令人担忧。自1984年全球首例医务人员在医疗活动中因接触患者血液而感染 HIV 病例报道以来，医务人员职业暴露和职业安全开始受到广泛关注。世界卫生组织（WHO）报道，在美国每年有60万~80万医疗人员发生锐器伤，英国与意大利则每年超过10万例。

我国口腔医务人员职业暴露异常严峻。调查显示，职业暴露发生排行榜中口腔科位列第四位，仅次于普通病房、手术室及重症监护病房，引起医务人员职业暴露原因的第一位为锐器伤。

二、口腔科职业特点

口腔科是集口腔疾病检查、诊断、治疗为一体的诊疗场所，每天会接触大量的患者，具有以下特点：

口腔各项诊疗操作较为精细化，使用的锐器种类繁多，医护人员频繁接触各类锐器，发生职业暴露的风险较高。

在诊疗中医务人员与接受治疗的患者近距离接触，高速运转的牙科手机造成患者的血液、唾液四处飞溅或形成雾化粒子，使医护人员不可避免地接触患者的血液和唾液，发生感染的机会可增加3～5倍，这就使得职业暴露成为诊疗过程中影响医务人员安全的首要危险，也使口腔科成为职业暴露的高危科室。

口腔医务人员容易发生职业暴露，其暴露类型主要包括皮肤锐器伤、破损皮肤暴露及夹伤等，其中以锐器伤为主，所以感染血源性疾病如乙型肝炎、丙型肝炎和艾滋病的潜在风险高。而口腔科还未将各项传染病检查列为口腔诊疗前对患者进行的常规检查项目，因此职业暴露已成为导致感染的最主要的危险因素。

职业暴露后上报率低和暴露后处理未落实到位情况也十分严重。2011年8～12月在全国7个省361家医院进行的包括口腔医务人员在内的多达206711名医务人员参与的多中心职业暴露调研结果显示，发生锐器伤后73.4%的患者被追踪，其中3.3%的患者为HBV阳性，0.4%为HCV阳性，0.1%为HIV阳性，锐器伤后医务人员的上报率极低，仅为4.6%。

因其具有以上特点，口腔医务人员针对本专业暴露特点的防护更加重要，更应该受到医务人员足够的重视，在诊疗操作中规范各项操作以避免职业暴露的发生。一旦发生职业暴露应立即进行局部应急处理及暴露后预防。

三、职业暴露的重点人群

在牙医、护士和五年级的口腔实习学生中，其中90%以上的感染发生在口腔实习学生。一项调查发现，口腔科多数医护人员在1年内有过职业暴露经历，医生平均每人每年发生2.88次锐器伤、2.55次暴露，护士平均每人每年发生2.38次锐器伤、2.59次暴露。从职业暴露者类别方面来看，实习医师职业暴露占比重最高，为29.21%；其次为护士，占19.10%。多项调查显示，口腔医务人员发生职业暴露以锐器伤最多发，最高占96.76%。

四、职业暴露的危害性

1. 职业暴露后的心理反应

医务人员不仅是医院医疗工作、护理工作开展的保障，更是医疗水平提高的关键、患者所信赖的对象，如医务人员因发生了职业暴露事件，而产生不良认知、消极心理状态，进而影响医疗工作，甚至是脱离岗位或因为对血源性传染病原体没有正确的认知心态，不及时采取职业暴露后的对策，不仅会增大血源性传染病的传播范围,也会进一步损害自身生命安全。

2. 职业暴露后身体社会危害性

据报道,在全世界3 500万卫生保健人员中,每年约有300万人因受到皮肤暴露而接触血源性病原体,其中200万(66.67%)是感染HBV的患者、90万(30%)是感染HCV的患者、17万(5.66%)是感染HIV的患者;这些损伤可能导致1.5万人(0.5%)HCV感染、7万人(2.33%)HBV感染和500人(0.167%)HIV感染,其中90%以上的感染发生在发展中国家。有调查表明,HIV经血感染,其潜伏期甚至长达20年。因此,一旦发生暴露,被感染的风险可伴随终身。在世界范围内,卫生保健工作者中约40%的HBV、HCV感染和2.5%的HIV感染是由于职业锐器伤暴露而导致。另据报道,美国每年因血源性传播疾病所造成的医务人员死亡人数达几百人。

第三节 口腔职业暴露的原因及相关危险因素

一、导致职业暴露发生的原因

1. 自我防护意识不足

医务人员未充分认识到职业暴露的危害性,认为一次小的扎伤受感染的概率很低,发生暴露后未及时进行相应的处置措施。对诊疗操作中的防护措施落实不到位,心存侥幸,不按照规范的操作规则进行器械的传递,物品摆放杂乱、安全器具使用不当等行为导致职业暴露的发生。

2. 临床操作不规范

在诊疗过程中所发生职业暴露的分析看,大部分职业暴露的发生均与医务人员不规范操作有关。

通过调查发现,1年内医生与护士皮肤锐器伤发生率分别为87.92%与85.40%,医生与护士暴露发生率分别为85.23%与68.61%;医生锐器伤种类占前3位的是注射器针头、钻针、扩大针和锉,分别占18.94%、16.71%、16.16%,护士锐器伤种类占前3位的是注射器针头、扩大针和锉、探针,分别占22.52%、13.74%、12.21%;乙型肝炎疫苗平均注射率为92.72%,注射后确定抗体阳性的占50.00%;临床上正确的防护措施执行率较低。

3. 职业防护知识缺乏

口腔医护人员职业暴露的发生率较高，职业防护知识缺乏，防护措施执行不到位，应加强职业安全教育，提高防护意识，规范操作技术，建立职业安全管理机制，减少职业暴露的发生。

二、职业暴露发生的主要环节

职业暴露分为皮肤暴露和黏膜暴露，由于口腔科使用的锐利器械种类较多，医护人员稍有不慎就可能被患者血液或唾液污染的锐器损伤而导致感染。锐器损伤好发于临床诊疗中不规范的操作，操作结束后器械收整时以及器械清理消毒时，所以职业暴露可发生在诊疗操作中的每一个环节。

1. 诊疗操作中

① 使用各种注射器后，采用双手回帽（图7-1），导致扎伤。

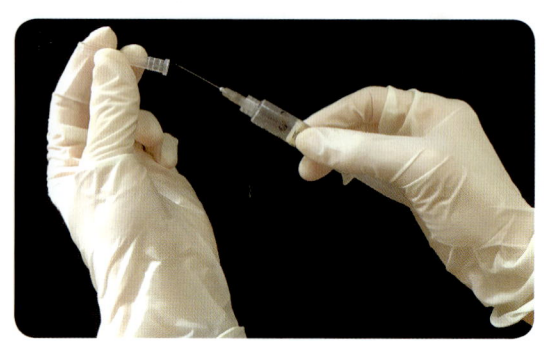

图7-1 注射器双手回帽

② 在诊疗操作过程中，器械盘内小器械杂乱，放置不规范（图7-2），导致医生在取用时被扎伤。

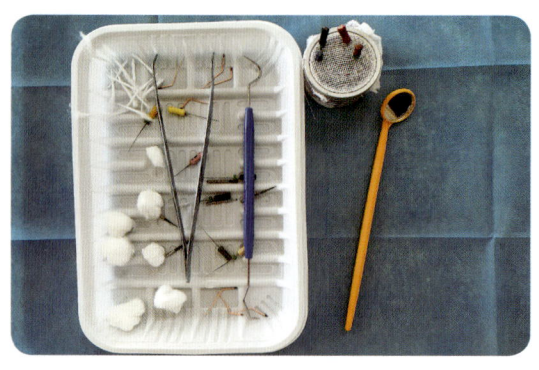

图7-2 小器械放置不规范

③ 四手操作过程中医护配合时，传递器械不正确（图7-3），导致扎伤。

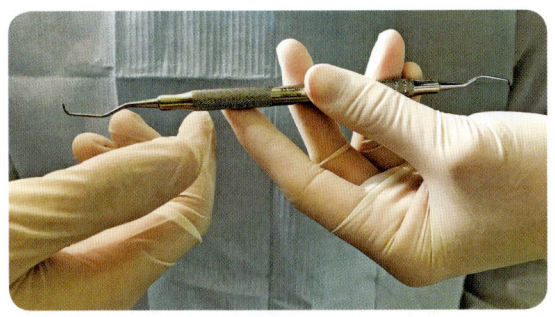

图7-3　传递器械方式不正确

④ 手机、机扩仪器上车针朝外放置（图7-4），导致划伤。

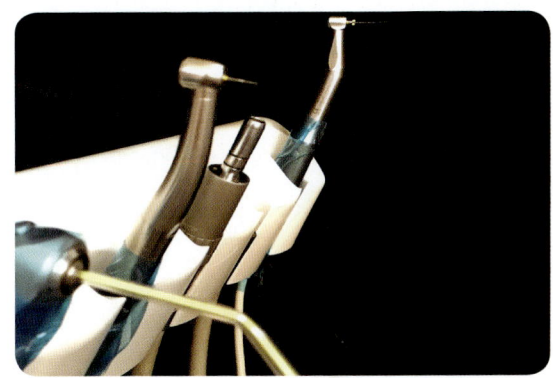

图7-4　手机、机扩车针朝外放置

2.诊疗结束后

① 诊疗结束后，在分拣使用后的医疗器械时处理不当（图7-5），被器械锐利端扎伤。

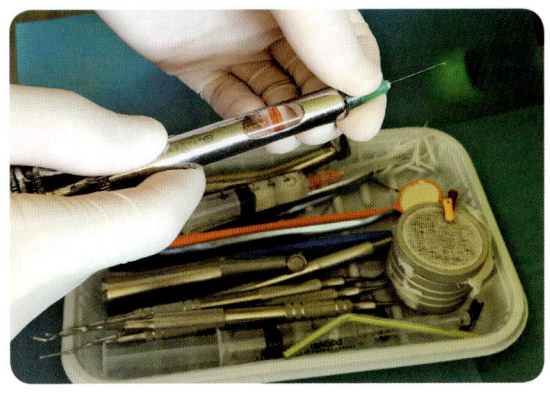

图7-5　未用器械分拣锐器

② 在取脱印模材料时，使用器具不当（图7-6），导致扎伤。

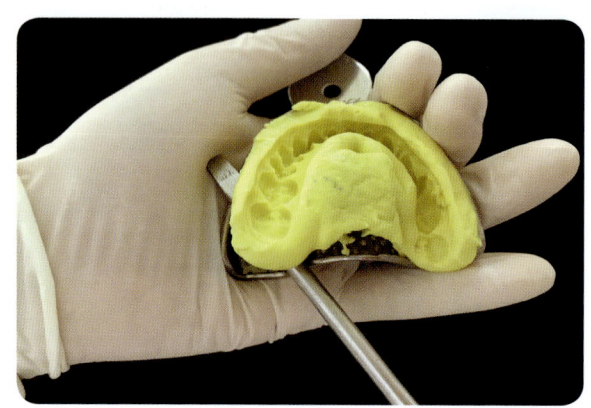

图7-6　取脱托盘印模材料时未正确使用器具

3. 其他可能造成暴露的环节

① 冲洗液用针头在使用过程中由于压力较大而脱出，导致液体喷溅误入患者和医务人员眼睛。

② 在牙齿调磨过程中，细小的碎屑进入医务人员或患者眼睑内。

③ 牙科手机、超声波洁牙机等的使用，大量含有细菌气溶胶的飞沫及喷雾污染空气，喷溅到眼睛。

第四节　职业暴露的防护措施

1981年McCormick首次报道了针刺伤对医务人员的危害，国内外学者对此进行了大量研究。研究证实，污染的针头刺伤以及其他锐器伤是医务人员血源性感染的重要因素，同时也说明锐器伤是可以预防的。医务人员血源性感染职业暴露的防控绝对不是医务人员自己注意保护自己就可以解决的事情，这是一个系统的工作，需要从政府立法、规范医疗卫生机构管理、培养医务人员个人安全意识等各方面着手进行全面防控才能取得效果。

一、口腔医务人员应严格遵守标准预防制度

详细内容见第四章第三节。

二、医务人员接触病原物质时的防护措施

诊疗操作前做好个人防护措施，如严格执行手卫生，戴一次性口罩、手套，必要时戴防护镜、防护面罩，穿防护衣等，杜绝与患者的唾液、血液等可能带有传染源的分泌物直接接触。

医务人员进行有可能接触患者血液、体液的诊疗和护理操作时必须戴手套，操作完毕时，应脱去手套立即洗手或速干手消毒。

在诊疗、护理操作过程中，有可能发生血液、体液飞溅到医务人员的面部时，医务人员应当戴具有防渗透性能的口罩和防护眼镜或防护面罩。有可能发生血液、体液大面积飞溅或者有可能污染医务人员的身体时，还应当穿戴具有防渗透性能的隔离衣或者围裙。

医务人员手部皮肤破损时，在进行有可能接触患者血液、体液的诊疗和护理操作时必须戴双层手套。

医务人员在进行侵袭性诊疗、护理操作过程中，要保证充足光线，特别注意防止被注射针头、缝合针、刀片等锐器刺伤或者划伤。

诊疗操作中，要注意诊疗台的合理分区，锐利器械单独放置，避免裸手操作或徒手传递尖锐器械，应采用根管座杯进行各型扩锉针等尖锐器械的传递或回收，防止在取用时意外扎伤。手机车针在拿取与放置时要注意方向，锐利端朝上放置。

安全处置锐利器具。使用后的锐器应当直接放入专用的锐器盒中，统一处理，以防刺伤。不宜将使用后的一次性针头重新回帽，禁止用手直接接触使用后的针头、刀片等锐器，如特殊情况下需回套针帽，应按照单手回帽的方法，避免意外刺伤。无论在什么情况下，不要把用过的器具传递给别人，宜建立中间区域。在创口缝合和使用注射器时，要特别注意减少意外刺伤。严禁将锐利废弃物同其他废弃物混放在一起；锐器容器应存放在安全的区域，严禁放于儿童可以接触到的地方。使用安全器具分离针头与注射器。对于难取的硅橡胶印模材，要选用合适的器具进行扒取，也可用专用液浸泡后再进行扒取。诊疗结束后收整器械时，利用安全器具拆卸使用后的器械，注意先后顺序，先将锐利器械捡出，防止锐利器械夹杂在杂物中，意外扎伤。使用后的锐器及时处置于锐器盒内。

第五节　职业暴露的处理流程

一、发生职业暴露后的处理措施

1. 皮肤发生暴露者

医务人员皮肤发生职业暴露后,应当立即实施以下局部处理措施:

① 用肥皂水或流动水清洗被污染的皮肤,或生理盐水冲洗;

② 如有伤口,应当捏住伤口由近心端轻轻挤压,尽可能挤出损伤处的血液,再用流动水进行冲洗,禁止进行伤口表面的直接重力挤压;

③ 受伤部位伤口冲洗后,应用75%酒精或者0.5%碘伏进行消毒,并包扎伤口。

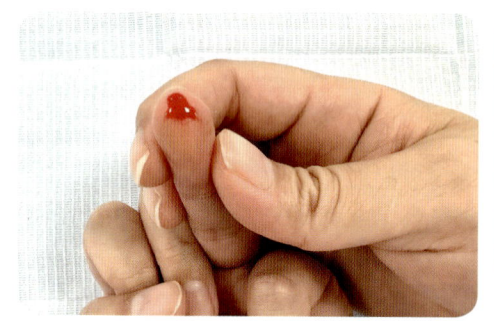
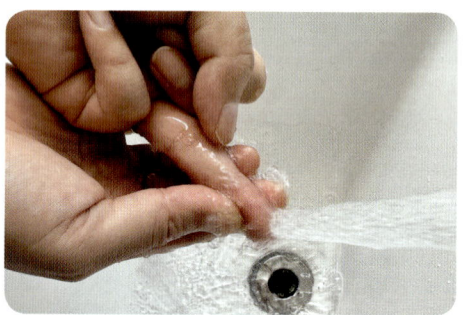
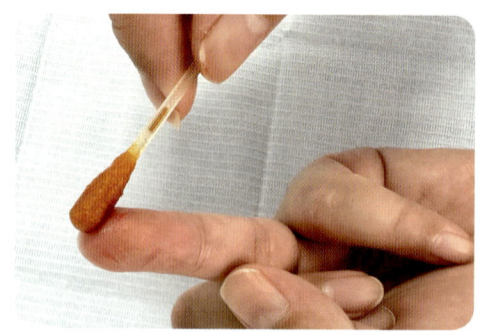
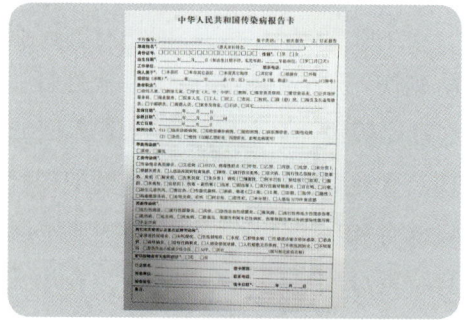

图7-7　皮肤暴露时的处置

2. 黏膜发生暴露者

医务人员黏膜发生暴露后,应反复用生理盐水冲洗干净。冲洗眼部具体操作方法有:

① 头偏向一侧，使生理盐水从内眦向外眦方向流动，反复轻轻冲洗多遍；
② 使用流动水调至细微流量，头偏向一侧，从内眦向外眦方向反复冲洗；
③ 有条件的科室可使用洗眼装置。

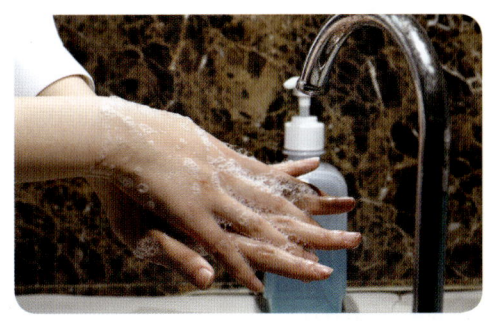
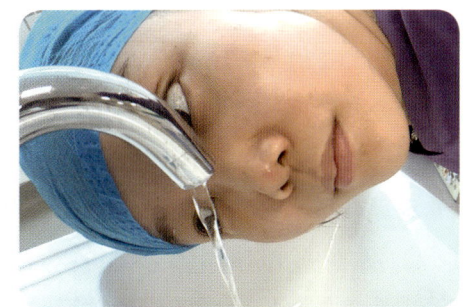
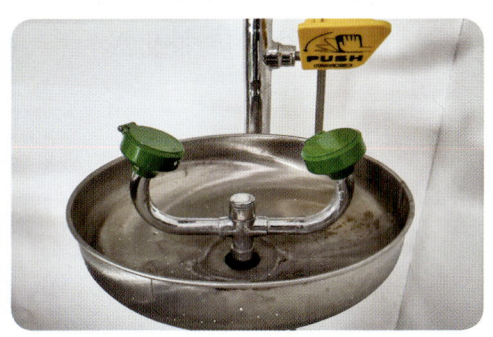

图 7-8 黏膜暴露时的处置

3. 乙型肝炎病毒（HBV）暴露者

应在 24 h 内（最迟不超过 7 天）注射乙型肝炎免疫球蛋白（HBIG），必要时可间隔一个月注射一次。

无保护性抗体人员应按时注射乙肝疫苗 3 次，时间为暴露后的第 0、1、6 个月；剂量为每次 50～100 IU 或遵医嘱执行。

4. 丙型肝炎病毒（HCV）暴露者

继续追踪抗-HCV，必要时转至具有诊治能力的医院监测治疗。

Deuffic-Burban 等认为，尽管 HCV 暴露后没有有效的预防措施，但应尽早识别是否感染 HCV，以便尽早开始治疗。但也有部分研究发现早期预防性使用干扰素可以降低 HCV 的感染，但有待进一步证实。

5. 人类免疫缺陷病毒（HIV）暴露者

事故发生后立即留取血样，联系疾病预防控制中心进行详细检测和相对预防治疗。

职业暴露者于伤后4周、8周、12周和6个月检测HIV抗体。

发生职业暴露后,尽可能在短时间内(2 h内)进行预防性用药,最好不超过24 h,但即使超过24 h,也建议实施预防性用药。基本用药方案和强化用药方案的疗程均为连续服药28天。

职业暴露后应预防性用药,根据暴露级别和暴露源病毒载量评估预防性用药:

① 发生一级暴露且暴露源的病毒载量水平为重度或者发生二级暴露且暴露源的病毒载量水平为轻度时,使用基本用药程序;

② 发生二级暴露且暴露源的病毒载量水平为重度或者发生三级暴露且暴露源的病毒载量水平为轻度或者重度时,使用强化用药程序;

③ 暴露源的病毒载量水平不明时,可以使用基本用药程序。

二、职业暴露等级评估

1. 医务人员职业暴露分级

发生以下情形时,确定为一级暴露:

① 暴露源为体液、血液或者含有体液、血液的医疗器械、物品;

② 暴露类型为暴露源沾染了损伤的皮肤或者暴露量小且暴露时间较短。

发生以下情形时,确定为二级暴露:

① 暴露源为体液、血液或者含有体液、血液的医疗器械、物品;

② 暴露类型为暴露源沾染了损伤的皮肤或者暴露量大且暴露时间较长,或者暴露类型为暴露源刺伤或者割伤皮肤,但损伤程度较轻,为表皮擦伤或者针刺伤。

发生以下情形时,确定为三级暴露:

① 暴露源为体液、血液或者含有体液、血液的医疗器械、物品;

② 暴露类型为暴露源刺伤或者割伤皮肤,但损伤程度较重,为深部伤口或者割伤物有明显可见的血液。

2. 暴露源病毒载量水平分级

暴露源为艾滋病病毒阳性,但滴度低、艾滋病病毒感染者无临床症状、CD4计数正常者,为轻度类型。

暴露源为艾滋病病毒阳性,但滴度高、艾滋病病毒感染者有临床症状、CD4

计数低者，为重度类型。

三、医务人员职业暴露后监测流程

医务人员在工作中不慎发生职业暴露时，当事人应立即正确处理伤口，然后上报院感部，填写《职业暴露登记表》登记备案，并配合接受医院感染管理部对其进行的医学观察和后续处理。

院感部根据暴露级别和暴露源情况进行评估，同时做出《职业暴露处置通知单》，通知单内容包括伤口的处理、血液检测项目、紧急预防用药等。

发生职业暴露的医务人员按照通知单所标内容进行监测检查。在外院所发生的预防用药、交通等费用，经逐级审核后由医院支付。

四、职业暴露发生后的心理干预

通过对职业暴露后心理变化的分析，可以清楚地掌握暴露者的心理变化时期，从而更好地进行针对性的心理干预。首先，提高心理素质，正确对待暴露带来的挫折，避免强烈而持久的应激状态，对当事人及时提供强有力的心理支持和帮助能促使其尽快走出危机，面对现实，适应生活，探讨暴露源、暴露途径和影响暴露对象的心理健康、认知程度、个性特征、社会支持、应付方式等相关因素及相应生理指标的变化有助于应用不同心理干预方式对职业暴露引起心理健康变化进行干预。

第六节　职业暴露防护相关制度

根据《医院感染管理办法》和《血源性病原体职业接触防护导则》（GBZ/T 213—2008）的要求，为有效降低医院医务人员因职业暴露感染血源性病原体的风险，保障医务人员的职业安全，制定本制度。

一、组织管理

院感部负责全院医务人员（含进修生、本科生、研究生、临时工作人员等）的职业暴露监测和职业安全防护的指导工作。对医务人员职业暴露后的暴露伤级别和暴露源情况进行评估和确定，并出具《职业暴露处置通知单》，负责职业暴露伤预防用药、监测费用报销，并按照《职业暴露处置通知单》所标内容为发生职业暴露医务人员开具检查化验申请单，对于发生严重职业暴露伤的医务人员给予联系转诊。

院感部、财务部以及上级主管院长负责审核医院医务人员由于职业暴露产生的相关诊疗、护理或其他费用，并由医院支付。相关费用包括紧急预防用药费用、监测检验费用和与本次职业暴露有关的交通费等。

医务人员应严格遵守职业操作规程，避免因违规操作导致职业暴露的发生。对于因违规操作导致的职业暴露，其所在科室或部门应负责对其进行职业防护知识教育，并督促其认真学习。定期总结分析本部门职业暴露发生的危险因素，组织人员进行培训学习，预防和降低本部门医务人员职业暴露的发生。

二、规范各项职业暴露防护措施

1. 加强职业安全教育

着重加强新入职人员的职业安全教育，提高自我防护意识，针对不同的工作岗位进行有针对性的内容培训。

2. 规范操作流程

加大医务人员 JCR 标准操作规范的执行力度，降低因不规范操作引起的职业暴露。

3. 健全医疗废物处置机制

使用后的医疗废物严格按照规章制度分类和处理。

4. 建立健全职业暴露预防和检测体系

在职职工定期体检，按计划进行乙型肝炎疫苗的接种，提高医务人员的免疫力，保护易感人群。建立完善管理、建立健全的职业暴露上报机制。建立职业暴露后处理程序，完善报告机制，确保完整、准确地统计职业暴露案例。一旦发生职业暴露，医护人员能按照程序及时上报处理。对具体情况进行风险评估，由监督小组进行跟踪监测，防止漏报、瞒报现象，维护医护人员的职业安全。

口腔医务人员血源性职业暴露在国内外发生率居高不下，暴露后存在感染HBV、HCV 和 HIV 的风险。欧美等国家出台了相关指引，有效降低了职业暴露的风险。近年来我国医务人员的职业安全受到国家的高度重视，制订了一系列关于职业暴露的防护与预防政策，职业暴露率有所降低。通过政府立法、推广应用安全器具、规范医务人员操作行为、正确使用个人防护用品、强化医务人员教育与培训、建立健全职业暴露报告、评估和随访机制等方面加强管理，以切实减少职业暴露和暴露后血源性疾病感染的发生，保障口腔医务人员的职业安全。

复习题

1. 掌握职业暴露相关概念。
2. 熟悉职业暴露的现状及危害性。
3. 掌握职业暴露的原因和发生职业暴露的主要环节。
4. 掌握职业暴露的防护措施和处理流程。
5. 了解职业暴露的相关政策。

参考文献

[1] 李莉莉，李艳秋，王玉玲，等．传染病防护体系在口腔疾病诊疗过程中的优化与应用[J]．中华医院感染学杂志，2011,21(09):1858．

[2] 中华人民共和国卫生部，联合国艾滋病规划署，世界卫生组织．2011年中国艾滋病疫情估计[J]．中国艾滋病性病，2012,18(01):1-5．

[3] 章小缓．口腔医务人员血源性职业暴露现状与防控[J]．中国实用口腔科杂志，2018,11(12):20-24．

[4] Needlestick transmission of HTLV-III from a patient infected in Africa[J]. Lancet. 1984,2(8416):1376-1377.

[5] Makary M A, Al-Attar A, Holzmueller C G, et al. Needlestick injuries among surgeons in training[J]. N Engl J Med. 2007,356(26):2693-2699.

[6] 孙建，徐华，顾安曼，等．中国医务人员职业暴露与防护工作的调查分析[J]．中国感染控制杂志，2016,15(9):681-685．

[7] 徐彦彬，刘冰，黄香河，等．口腔医护人员职业暴露与防护措施调查分析及对策[J]．中华医院感染学杂志，2013,23(4):883-885．

[8] 章小缓．口腔医务人员血源性职业暴露现状与防控[J]．中国实用口腔科杂志，2018,11(12):718-722．

[9] 王兴容,赵川,杨彩萍.医务人员血源性传染病职业暴露及认知、心理状态调查[J].中国健康心理学杂志,2019,27(01):145-149.

[10] World Health Organization. The World Health Report 2002:reducing ridks,promoting health life[M]. Switzerland: World Health Organization, 2002:74.

[11] 王卫山,杨海霞,刘玲,等.1例经血感染HIV潜伏期20年的病例报告[J].中国艾滋病性病,2015,21(2):157.

[12] Alige B A, Arnold L, Fowler C I. Needle stick injuries and subsequent discase:first-person accounts from 3 nurses[J]. J Emergnurs, 1999,25(2):506-507.

[13] 胡必杰,高晓东,索瑶,等.医务人员血源性病原体职业暴露预防与控制最佳实践[M].上海:上海科学技术出版社,2012.

[14] Deuffic-Burban S, Delarocque-Astagneau E, Abiteboul D, et al. Blood-borne viruses in health care workers: prevention and management[J]. J Clin Virol, 2011, 52(1):4-10.

[15] Naghavi S H, Shabestari O, Alcolado J. Post-traumatic stress disorder in trainee doctors with previous needle stick injuries[J]. Occup Med(Lond), 2013,63(9):260-265.

(梁 伟)

第八章

口腔门诊各专业的诊疗操作感染控制

第一节 口腔颌面外科门诊操作感染控制注意事项

口腔医疗活动中的感染控制工作是确保患者及医务人员安全的关键因素，涉及临床诊疗工作的每一个环节。做好感控工作，重在预防，要求临床工作中认真落实感控的各项规章制度，使其贯穿于整个诊疗活动中，使参与诊疗活动的每一个成员都成为感染控制的实践者，做到分工明确、责任到人，真正达到感染防控的目的。

口腔颌面外科门诊工作是口腔临床诊疗活动的重要组成部分，也是口腔医学生实习的重点内容。口腔颌面外科门诊工作有其自身特点，实习同学在进入该专业实习时，除标准预防外，还要注意结合专业特点做好感染防控，阻断医院内感染传播途径，切实保障医疗安全，提高医疗质量。

一、口腔颌面外科门诊操作的主要内容

从概念上讲，口腔颌面外科既是口腔医学的重要组成部分，也是临床医学的一个重要分支，是一门以外科治疗为主，研究口腔器官（牙、牙槽骨、唇、颊、舌、腭、咽等）、面部软组织、颌面诸骨（上颌骨、下颌骨、颧骨等）、颞下颌关节、涎腺以及颈部某些相关疾病的防治为主要内容的学科。不同于其他口腔医学学科，口腔颌面外科的临床工作除一般门诊工作外，还包括病房工作。尽管如此，事实上除了复杂病情需住院治疗外，很大一部分有创诊疗工作需要在口腔颌面外科门诊进行，具体包括口腔颌面外科专科特殊检查、口腔颌面部麻醉技术、门诊小手术等。门诊小手术又包含牙拔除术、口腔颌面部外伤急诊清创缝合术、牙拔除术

后严重并发症的处理、义齿修复前手术、口腔颌面部良性肿瘤及瘤样病变切除术/活检术、面部囊肿摘除术、口腔颌面部脓肿切开引流术、口腔颌面部畸形简单整复术、口腔颌面部其他小手术、门诊换药等。而这些临床操作均是有创操作，往往需要四手操作，因而对感染防控要求较高，临床工作中必须高度重视。

二、口腔颌面外科门诊操作中存在的感染危险因素

口腔颌面外科门诊是对患有口腔颌面外科疾病的患者进行诊断和治疗的综合性场所，其诊治内容决定了口腔颌面外科门诊操作具有无菌要求高、侵入性有创操作多、患者血液体液接触多、器械复杂且锐器多、医疗废物产生多等特点。一旦感染防控措施不到位，就易造成病原菌的传播，使医院感染发生的概率增加，因而在工作中对感染控制的要求更为严格。口腔颌面外科门诊操作存在的感染危险因素主要有以下方面：

1. 口腔颌面外科门诊环境易被污染

一方面，口腔颌面外科门诊空间有限，诊疗设备摆放多，清洁消毒工作易出现盲区；另一方面，口腔颌面外科门诊操作易于造成环境污染。口腔作为利于微生物生长的环境，本身有较多细菌生存，加之有些患者还可能会携带乙肝、丙肝、HIV等传染性致病因素，而口腔颌面外科门诊操作大多是需要在患者口腔内进行的有创操作。治疗过程中极易将带有病原微生物的唾液、血液、组织碎片等带出患者口腔，尤其在使用高速手机、超声骨刀、气枪等操作时，更易产生大量含有致病微生物的喷雾或气溶胶飘在诊室空气中，造成诊室环境的污染。

2. 口腔颌面外科门诊有创操作易造成医源性感染

（1）侵入性有创操作较多

口腔颌面外科门诊操作大多为侵入性有创操作，侵入性操作是口腔颌面外科门诊术后感染的危险因素。侵入性操作包括注射、穿刺、手术等，在操作中患者皮肤、黏膜等天然保护屏障被破坏，医护无菌操作不严格易于将外界病原微生物带入患者体内。颌面外科门诊操作中应用的器械较多，大多数不是一次性使用，需要清洗和消毒灭菌后重复使用，而且使用中大多数会接触到污染性更强的血液。清洗不彻底、消毒不严格在有创操作中也更容易造成医源性交叉感染。

（2）应用尖锐器械较多

口腔颌面外科门诊操作大多应用较多尖锐器械，易于造成医护人员职业暴露

以及患者的意外损伤。相对于其他口腔专业，口腔颌面外科门诊操作中更易用到注射器、刀片、剪刀、缝针等锐器，治疗过程中污染的尖锐器械，特别是高、中度危险器械如不慎刺破医护人员的手指或其他部位，可导致医护人员的感染，尤其是对于实习同学，术中使用及术后处理不熟练的情况下，职业暴露的概率更高，也更易造成患者意外伤害。

(3) 医疗废物产生多，感染性更强

随着感控意识的增强，口腔门诊一次性医疗用品使用逐渐增多，给患者和医生带来许多方便。反过来讲，对一次性物品的使用及处置不当也会成为造成医院感染的危险因素。如前所述，口腔颌面外科门诊侵入性有创操作较多，操作中较其他专业的诊疗更易接触患者血液，而且为了保持操作中的视野清晰，会用到更多的棉球、纱布等一次性物品用来清理患者血液、唾液以及止血，因此口腔颌面外科门诊操作会产生较多的医疗废物。这些与病原菌密切接触过的医疗废物如果回收处理不合理，极易传染病原菌，造成医院感染。

3. 口腔颌面外科门诊人员集中，医院感染概率和风险增加

口腔颌面外科门诊操作以小手术为主，一方面，需要医护人员四手操作，必要时甚至需要六手操作，再加上巡回人员及参观学习人员，医护人员比较集中；另一方面，出于对手术的恐惧或担心，患者在心理上往往想要陪人陪护，相对于其他专业治疗而言，口腔颌面外科手术患者的陪人常有多个。出于对手术的担心，陪人对手术的关注度及焦虑度更高，即使被劝离诊室仍会不时进入诊室观看或聚集于诊室门口。此外，口腔颌面外科门诊随治随走，人员流动大，医护人员、患者及陪人感染防控意识存在不同，而且有些患者或陪人本身存在感染因素，在感控意识差的情况下使诊室内发生交叉感染的危险因素增加，这也成为感染防控的危险因素。

三、口腔颌面外科门诊操作感控注意事项

在口腔疾病的诊疗过程中，医护人员需要与患者的口腔与呼吸道、病患部位、唾液以及血液近距离接触，因此医院感染的预防与控制工作面临很大挑战。同时，由于侵入性治疗的大量开展、抗生素的广泛应用以及部分患者免疫抑制剂的应用，院内感染问题日益突出，据统计口腔医务人员发生院内感染的概率是普通人群的2倍。在口腔颌面外科门诊操作中，小手术及一些特殊的有创操

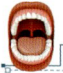 口腔实习医师门诊诊疗操作医院感染控制学

作较多,意味着与患者血液接触相对较多,如果操作过程中没有采取严格的感染控制措施,病原体则可能通过受污染的医疗器械以及其他治疗物品传染引起交叉感染,也称为外源性感染。因此,口腔颌面外科门诊操作时需要特别注意加强感染控制。

1. 注意提高思想认识,强化感控制度落实

感染控制制度的建立健全是做好感染控制工作的基础。定期对全体人员包括实习学生进行感染防护知识的培训和宣传教育,充分使医务人员正确认识到医院感染管理的重要性,从而自觉规范自身感控行为。然而,尽管实习学生在从课堂走向临床前都经过了系统的、专业的口腔知识学习,但感控知识相对缺乏,而且实习时对专业内容的实习更加重视,往往忽视了感控工作,这是实习学生感控管理的难点。因此,为了有效提高感控效果,加强实习学生的感控培训与学习至关重要。专业系统的感控培训学习,使实习学生认识感控工作的重要意义,使其在工作中自觉将感控工作作为口腔实习的一部分,才能很好地避免医院交叉感染的发生,切实保障医疗安全。

作为口腔医学临床教学的重要组成部分,实习工作是整个口腔诊疗活动的一部分,实习操作对感控的不重视会明显危及医疗安全,而口腔颌面外科门诊又是感控重点科室,实习学生进入实习时必须思想上认识到感控的重要性及必要性。实习学生要清楚掌握标准预防措施,提高自觉控制感染的意识,并切实贯彻落实到实习操作中。实习学生尤其应该记住:实习工作是进入临床一线的第一步,只有在临床实习中形成良好的感控意识,才能真正成为合格的临床医生,才能在以后的临床工作中实现医疗安全。

因此,实习学生进入口腔颌面外科门诊实习时,必须做到严格执行诊室的规章制度,时刻注意感控措施的落实。需要注意的是实习生进入科室一段时间后,自我感觉对基础工作已较为熟悉,感控意识会相对放松,此时,应防范实习学生产生麻痹思想,对其时刻强调感控工作的重要性,使其在实习中的每一步操作都坚持绷紧感控这根弦。尤其注意严格落实手卫生制度,提高实习学生的手卫生依从性,使其认识到这是有效降低医院感染最直接、最简单有效的方法。同时科室带教人员要注意督促实习学生感控制度的落实,结合制度,定期监测情况,发现问题及时进行整改,并追踪整改效果。

2. 注意加强无菌观念

口腔颌面外科门诊的工作和其他口腔专业有相似之处，例如某些操作都在有菌的口腔环境下进行，然而又有不同，其不同之处在于一些手术需要在无菌条件要求更高的条件下进行，例如面颈部手术。除此之外，颌面外科门诊的操作会更多地接触到患者的血液，无菌条件达不到要求时，外源性的致病微生物更易进入患者体内。如果无菌防护意识不强，对与病原菌接触的部位进行清洗不及时或者进行清洗时未按照规范进行，就会使医护人员成为交叉感染的传播源。因此，临床工作中应严格无菌操作，切断医院感染传播途径，保障就诊患者的医疗护理安全。

实习学生在颌面外科门诊实习时需要特别注意无菌操作原则，这是避免交叉感染的重要措施。门诊操作时应注意除一般的屏障保护及常规手卫生措施外，对于有创操作要严格无菌操作。注意明确无菌区、清洁区、污染区的概念，在操作前对术区要进行严格的消毒，必要时铺盖无菌洞巾（图8-1）。操作时要严格遵守无菌技术原则，戴无菌手套，戴手套后严禁抓取非无菌清洁物品，从而减少术者与助手因接触各种器械导致的交叉感染。另外，需注意在口腔颌面外科门诊操作中，除进行四手操作的人员外，往往需要另外一个助手台下辅助，担任台下助手的实习学生同样需要注意无菌操作原则，避免术区或无菌清洁物品的污染。

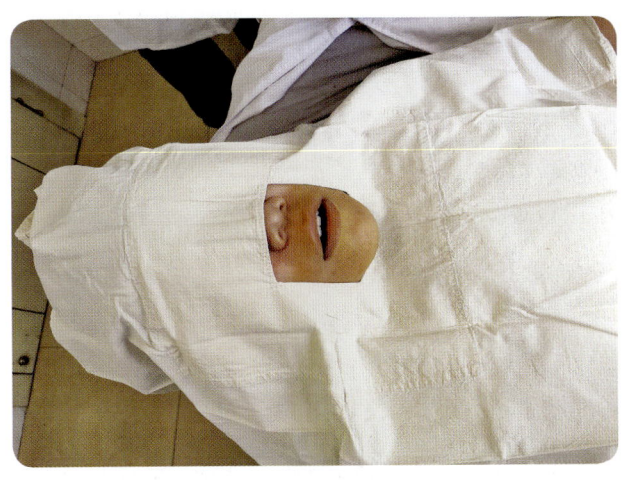

图8-1 无菌洞巾的使用

3. 注意正确使用锐器，降低职业暴露风险

如前所述，口腔颌面外科门诊有创操作较多，因此涉及的器械种类也较多，

其中有较多锐器，使用处置不当，极易造成医护人员或患者意外损伤，成为感染控制的危险因素，尤其是高、中度危险器械在使用时需要穿透软组织，直接接触血液或无菌组织，从而引起交叉感染的机会增多。实习学生在进入口腔颌面外科门诊实习时，往往对器械的认识及使用熟练程度不够，锐器造成的误伤及职业暴露多有发生，因此在颌面外科门诊实习时必须加强锐器的使用与管理。

(1) 注意锐器的有序摆放

器械准备及操作过程中，注意锐器有序摆放是减少锐器误伤的重要步骤。在实践中，注意锐器如刀、缝针、剪刀等在操作台摆放时尖端朝向远离术者的方向（图8-2），以有效避免取放器械时造成的误伤。此外，还要注意使缝针尽量保持夹持在持针器上（图8-3），不仅可以避免操作时因乱放造成的扎伤，而且便于术后收拾器械时及时处置缝针，避免意外伤害。

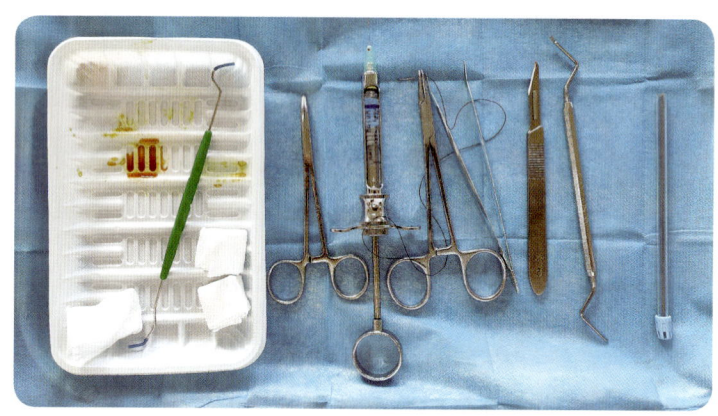

图8-2 颌面外科门诊有创操作器械的有序摆放

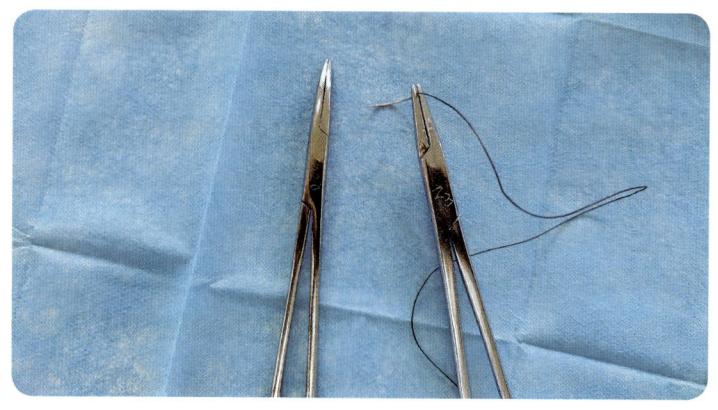

图8-3 缝针与持针器的放置

(2)注意操作时的支点保护(图8-4)

锐器使用时的支点保护对减少误伤具有重要意义。口腔颌面外科门诊操作时易于发生注射器麻醉时误刺伤、刀片误割伤、缝针刺伤、牙挺或牙龈分离器滑脱划伤、高速手机车针切割伤等。实习学生在操作时除应注意避免紧张情绪及暴力操作外,重要的是要做好支点的选择与邻近组织的保护,操作中保持手部的稳定,稳定的支点可有效减少器械滑脱造成的锐器伤。

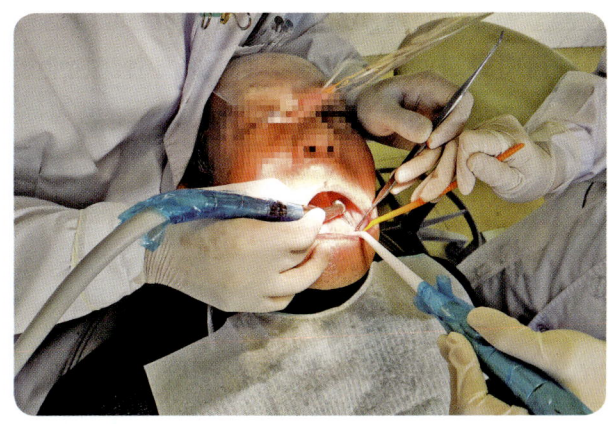

图8-4 牙槽外科有创操作中的支点保护

(3)注意做好职业暴露的处理

口腔门诊医疗器械数量较多,类型多样,使用中经常频繁更换,操作中使用的器械因与患者体液、血液等直接接触,成为疾病传染的重要介质。尤其是口腔颌面外科门诊操作涉及锐器多,加之实习学生操作不熟练,治疗过程中污染的尖锐器械不慎刺伤医护人员,可导致医护人员的感染,因此在执业活动中职业暴露并不能完全避免。因此实习学生必须加强自我防护意识,牢记感染防控制度与要求,熟悉职业暴露的处理程序,一旦发生职业暴露,按程序处置,并及时报告老师。

4. 注意门诊操作后器械的清洗与医疗废物处理

由于口腔器械种类繁多,结构复杂,内部腔隙多,治疗中沾染患者的血液、唾液以及感染的病变组织后,不易清洗消毒而成为感染性疾病的媒介,因此,必须对医疗器械进行有效清洁、消毒及灭菌,以阻断感染途径。实习学生在对操作中使用过的器械进行分类与清洗时,应注意首先将使用过的锐利器械如针头、刀片等放入锐器盒中,可以有效避免医疗操作后的职业暴露发生。清洗器械时同样需要注意感控措施,如避免流水喷溅、做到彻底清洗等。口腔颌面外科门诊医疗废物产生多，在处置医疗废物时，注意严格遵守医疗废物管理相关规定，应严格将医疗垃圾和生活垃圾分类放置，医疗废物放入黄色塑料袋中，不随意丢弃患者血液、体液污染物，严禁随意倾倒医疗废物，坚决杜绝重复使用和流入社会。

5. 注意加强个人防护

口腔医学的专业特点决定了医务人员在对患者进行治疗的过程中不可避免地与患者唾液以及血液等进行近距离接触，而口腔颌面外科门诊的工作则更易与患者血液接触，因此实习学生在实习中严格执行标准预防原则，做好有效的个人防护工作，尽量避免与患者血液、体液直接接触。做好锐器管理，尽量避免职业暴露。在有创操作前了解患者传染病史，对发现有传染疾病的患者除应及时上报外，进行操作时需要采取更为有效的防护措施，如戴双层手套、锐器弯盘内传递等。

6. 其他注意事项

实习诊室是实习学生工作的场所，实习学生需注意环境清洁与消毒，尤其是颌面外科门诊治疗中发生的血液、体液喷溅造成的环境污染。除日常消毒措施外，要做到环境污染后随时进行消毒。此外，要认识到实习的内容不仅仅是专业操作，协助对患者及陪护人员的管理与教育也有助于以后的职业发展。除全面、详细地询问患者全身系统性疾病及传染病史情况外，还要注意参与对患者在感染预防和控制方面的健康教育，积极创造安全的就医环境。此外，注意自身健康，确保自身未受疾病传染，当自身存在感染情况时注意合理隔离，避免本身成为传染源也是有效的感染控制措施。

综上所述，口腔颌面外科门诊操作具有自身鲜明的特点，也是医院感染控制的重点。在诊疗过程中，医护人员应强化感染防控意识，掌握口腔颌面外科门诊感染控制知识，严格地执行感染防控制度，确保标准预防措施持续有效地实施，从而达到全方位保证诊疗质量和医疗安全的目的。

第二节　口腔内科专业治疗感染控制注意事项

口腔内科学是口腔专业的一门重要的临床学科，它覆盖人们最常见、最多发的口腔疾病。在口腔专科医院就诊的患者中，口腔内科的患者量占比最大。同时，口腔内科专业中牙周、牙体专业的大多数临床操作都属于侵入性操作，在操作过程中更可能接触到带有病原体的血液或唾液。除此之外，口内临床操作烦琐，操作涉及器械种类繁多且器械形状复杂，使用频繁，造成交叉感染的风险更高。因此，口腔内科专业的种种特点都要求口内医师及实习学生更加关注口腔临床实践中感染控制的重要性。

一、口内器械的回收、消毒灭菌及包装处理

口内专业涉及的器械种类繁多，大小不一，材质各异，侵入性操作会有更多机会接触到炎症坏死物、血液、唾液等。因此，对可反复使用的口腔器械必须进行严格的消毒，做到"一人一用一消毒灭菌"。

1. 器械的回收及清洗

（1）回收

临床操作结束后器械应及时回收清洗。在回收器械时，可在椅旁直接用75%酒精棉球将器械表面的可见污物擦净。如不能及时处理时，应将器械浸泡在酶液（图8-5）中保湿，防止表面碎屑污物干燥不利于后期清洗。

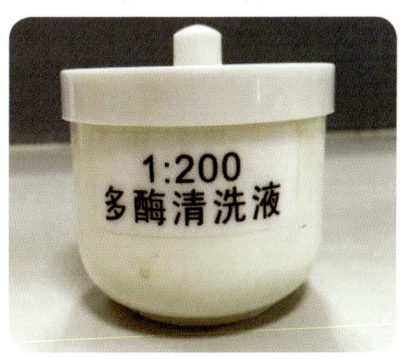

图8-5　多酶清洗液

（2）清洗

口内专业常用器械主要通过手工清洗和超声清洗两种方式。对于牙周手术包和根尖手术包内的手术器械应在流动水下冲洗掉大部分污染物。冲洗后的残余顽固污渍可用尼龙刷子在酶液中刷净。对于根管锉、拔髓针、车针等器械因结构原因不易通过手工方式清洗时，建议在基本清洗后置于含酶液的超声设备中，超声清洗10 min后清水漂洗，干燥。

经上述步骤，收集的器械统一送消毒中心消毒灭菌。消毒灭菌方式详见第四章。

2. 器械的包装

(1) 标记器械数目及种类

手术器械因种类较多，通常根据手术类型独立包装在多孔的卡式器械盒中，盒中详细标记所含手术器械的数目及种类。器械盒表面包裹2层无纺布并粘贴灭菌指示带。

(2) 选择包装类型

对于牙科小器械，可根据器械特点和使用频率选择包装类型。剪刀、根测拉钩、牙周探针、刮治器、洁治柄、工作尖、开口器、豆瓣夹等可以选用纸塑独立包装（图8-6）。拔髓针、扩大针、侧压针及手机车针等在包装前需仔细观察器械质量及性能，如出现扩大针解螺旋、扭曲变形、尖端弯曲有倒钩，车针尖端砂粒磨光、弯曲等情况应及时丢弃，以免影响使用质量。检查后这类小器械可置于牙科小器械盒（图8-7）内包装，也可按照操作习惯，将一次根管治疗过程使用的车针及扩大针等独立包装。机用镍钛锉可在清洁后置于锉架上独立包装灭菌（图8-8）。

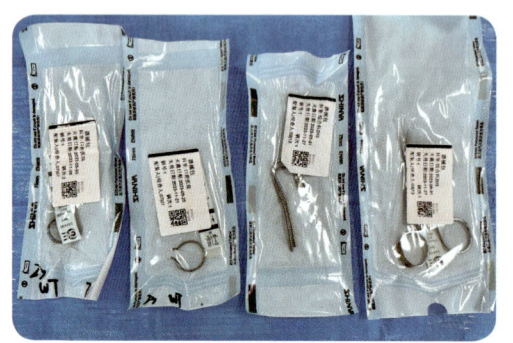

图8-6　独立纸塑包装

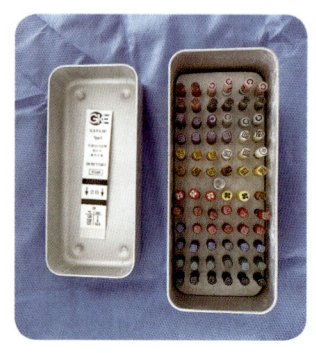

图8-7　牙科小器械盒

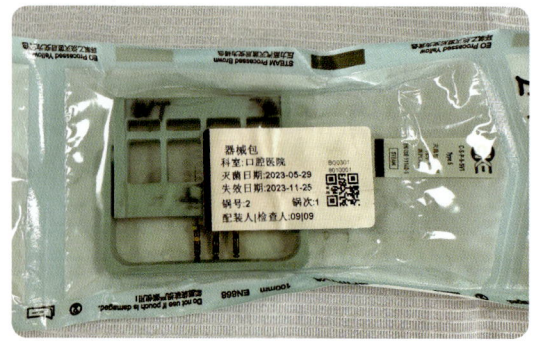

图8-8　机用镍钛锉

（3）刮治器的包装

对于牙周刮治使用的 Gracey 刮治器，建议成套四支包装在一起，包装前注意对锐利器械工作头部的保护（图8-9）。

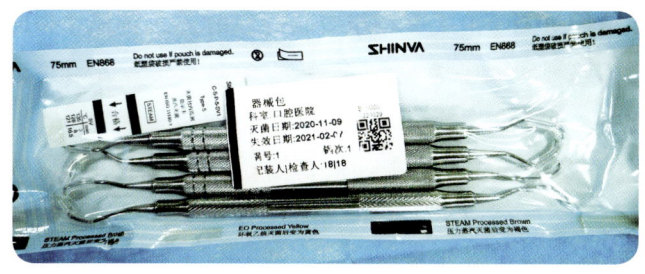

图8-9　刮治器小包

二、口腔内科检查治疗仪器消毒

1. 光固化灯

医生操作过程中直接接触的部位是光固化灯的手柄部，该处应用防污膜贴附，注意覆盖区域包括开关按钮处。光固化灯的导光棒直接接触患者，应使用透明薄膜包裹。防污膜及透明薄膜应一人一更换。光固化灯的遮光板应每天酒精擦拭消毒（图8-10）。

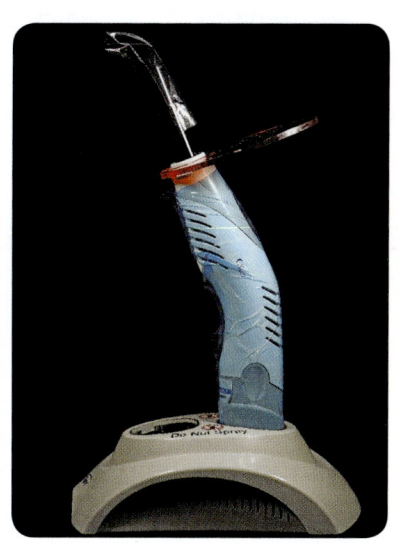

图8-10　光固化灯

2. 电活力测试仪及根管长度测量仪

主机操作表面可贴附防污膜。锉夹、根测拉钩应独立包装灭菌处理（图8-11）。

3. 根管机用马达

主机控制面板可贴附防污膜,防止交叉感染。马达手柄做到一人一用一灭菌(图8-12)。

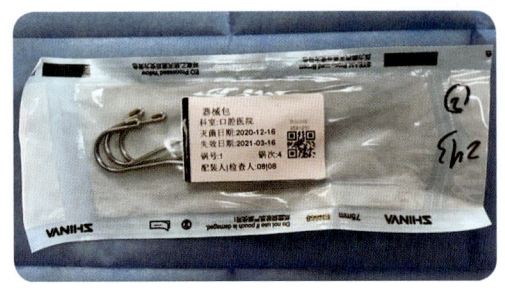

图8-11 根测拉钩

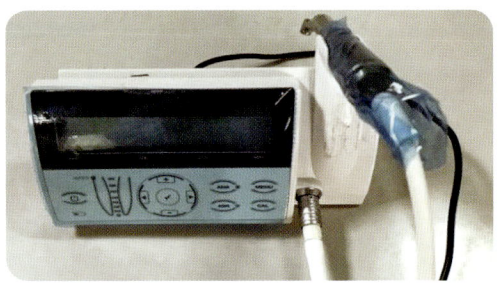

图8-12 根管机用马达

4. 热牙胶充填仪

主机操作界面贴附防污膜,使用后应用75%酒精棉球或消毒湿巾消毒仪器表面。手柄、携热头、隔热套、热牙胶工作尖均为高危器械,每次使用清洁后须灭菌处理。

5. 超声波洁牙机

主机操作盘贴附防污膜,使用后主机表面及手柄连接线用消毒湿巾或75%的酒精擦拭。手柄及工作尖属于高度危险器械,使用时,应贴附防污膜并带上指套,使用后,应做到一人一用一灭菌。储水罐内应用无菌水,以储水罐独立供水为宜。储水罐每日至少消毒一次,治疗结束后用中效以上消毒剂浸泡消毒30 min以上,无菌水冲洗干净,干燥后清洁保存(图8-13)。

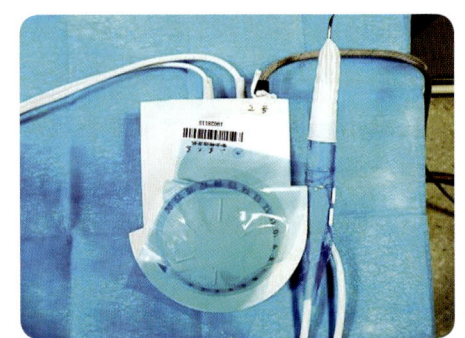

图8-13 超声波洁牙机

6. 根管显微镜

在平常不使用时,镜头应用防尘罩保护,避免灰尘落到镜头上,如镜头上有污渍,可用棉签蘸取专用的清洁液清洁。使用时,显微镜的把手与旋转按钮处应使用防污膜保护,一人一用一更换(图8-14、图8-15)。

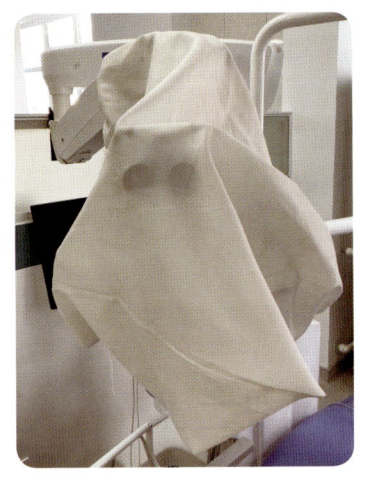 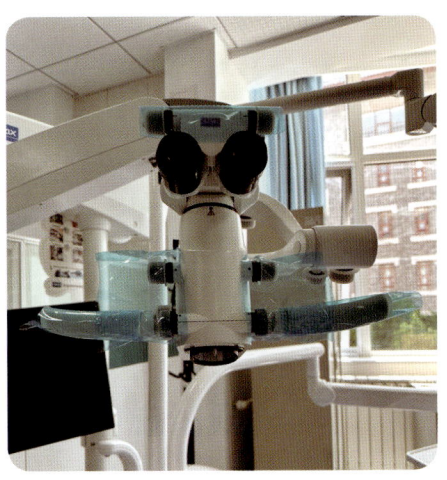

图8-14 未使用的显微镜　　　　图8-15 使用中的显微镜

三、口腔材料感染控制操作

1. 手调型材料

口腔内科常用手调型材料有玻璃离子水门汀、磷酸锌水门汀、聚羧酸锌水门汀、盖髓剂氢氧化钙复合物、多聚甲醛干髓剂等。这类材料在取用时可根据用量多少用勺取粉置于专用调拌纸或玻璃板上，材料现调现用。调拌后立即用75%酒精棉球擦净玻璃板，如使用的是专用调拌纸，建议一人一用，用后丢弃。玻璃板和调刀应集中清洗消毒（图8-16、图8-17）。

2. 注射型材料

口腔内科常用注射型材料有根充糊剂iRoot sp、碘仿糊剂Vitapex、根管润滑剂EDTA、流动树脂、酸蚀剂等。与患者接触的不能一次性用完的注射型材料应一人一更换注射头，注射器表面用消毒湿巾擦拭。牙周用药盐酸米诺环素应单人单用，每次上药结束后应用75%酒精棉球擦拭注射头，嘱患者带回家冷藏保存。

3. 固体材料

口腔内科常用固体材料有牙胶尖、暂封材料、树脂、失活剂等。在材料取用时应根据需要使用合适的清洁器械。牙胶尖应用镊子夹取后用75%酒精棉球擦拭消毒待用。暂封材料应使用灭菌的充填器挖取。牙髓失活剂用充填器截取适量待用。固体树脂应用清洁充填器挖取后置于避光盒内待用，树脂注射器外用消毒湿巾擦拭。任何固体材料取用后均禁止再放回。

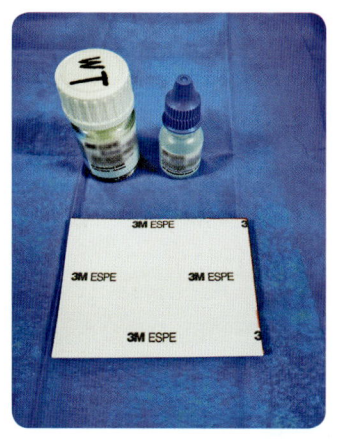

图8-16 材料调拌专用调拌纸

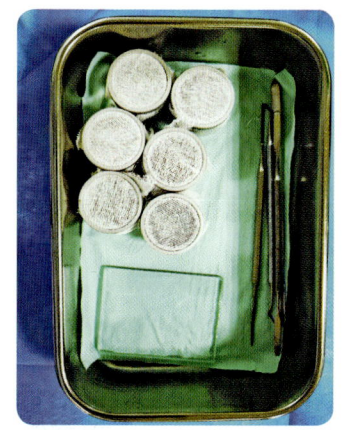

图8-17 玻璃板和调刀

4. 辅助材料

在取用牙线、排龈线等抽取性材料时，医生应用无菌持针器或镊子夹住线头，抽出操作所需的长度后剪断。牙线及排龈线外侧面用消毒湿巾擦拭。

四、口内专业操作过程院感防控

1. 医生诊疗操作中感控原则

口腔医生在诊治过程中应严格遵守标准预防原则，必须树立把任何患者的血液、唾液及污染有血液、唾液的物品都认为具有潜在感染危险的观念，加强自我防护意识，采取防护隔离措施。

（1）严格洗手

洗手是预防交叉感染传播的最重要的过程。无菌操作前后、接触患者前后均应用肥皂水洗手，采用六步洗手法，揉搓时间不少于15 s，流动水冲净。洗手结束后擦手最好用一次性纸巾。

（2）戴手套

在做好手卫生的前提下，操作时必须戴手套，戴手套的目的是保障口腔医生和患者双方的安全。临床常用的手套有两种：一是一次性使用橡胶检查手套（图8-18），在接触患者的血液、唾液时使用，用于检查患者的口腔及治疗；另一种是一次性灭菌橡胶外科手套（图8-19），用于无菌要求更高的牙周手术、根尖手术以及比较精细的触诊。戴上手套的双手不可再触碰临床操作以外的区域。一次性手套仅供一次性使用，不能用于多个患者，手套脱下后不可复戴。

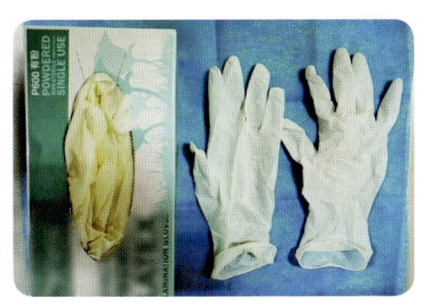 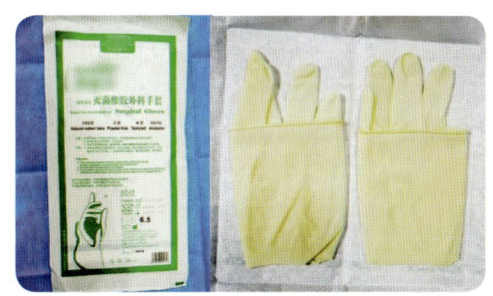

图8-18 检查手套　　　　　　　　图8-19 医用外科手套

(3) 戴口罩、防护服、帽子

口腔内科多数操作属于喷溅性操作，操作过程中使用高速手机或超声洁牙机，这些设备会产生含有血液、唾液及各种病原微生物的气溶胶。因此，口腔医生应穿防护服、戴帽子口罩。防护服、帽子至少一天一更换，一旦被血液或唾液污染时应立即更换。

(4) 戴护目镜、防护面罩

护目镜不仅可以防止眼睛的物理伤害，还可以防止来自口腔气溶胶的感染。当需要更多的保护如洗牙时，可增加面罩，以提供侧面的保护。护目镜及防护面罩应在每位患者间进行消毒。

(5) 谨慎放置锐器

在口内专业治疗中，常用的尖锐器械有注射针头、冲洗针头、扩大针、探针、车针、牙周刮治器等。在使用尖锐器械时要注意小心防范，避免伤害。在传递尖锐器械时，避免尖锐端朝向接受者；在放置尖锐器械时，应统一放置，如根管扩大针在使用时可统一归置在根管锉清洁台上。用后的车针应立即从手机上取下，仍需继续使用的车针应保持向内的状态。所用的一次性使用的尖锐器械必须丢弃到尖锐器械容器内（图8-20、图8-21）。

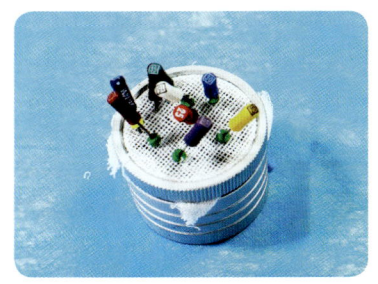 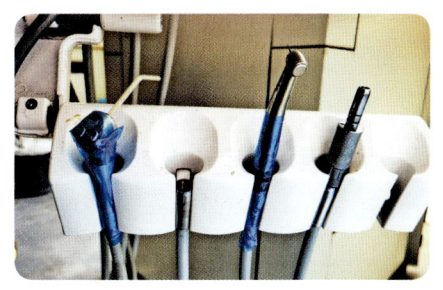

图8-20 根管锉清洁台　　　　　　图8-21 尖锐车针朝向内侧

2. 口腔屏障膜的防护

在临床操作过程中，医生所能接触到的物体表面均应使用屏障防护，这样既可以保持物体表面的清洁，又可节约依次接诊患者间歇物体表面清洁消毒的时间。防护屏障一人一用，直到当天接诊全部完成，才进行一天一次的诊室终末清洁消毒。

常规需要进行屏障的有综合治疗椅的把手、控制板、头顶灯的手柄、三用枪的工作头、吸唾管连接部等，这些部位均应用防污膜贴附。治疗台台面使用单面塑料纸衬垫。

橡皮障也是屏障技术的一种。根管治疗、树脂充填以及嵌体的制备粘接过程均应使用橡皮障。橡皮障可以减少牙齿及口腔唾液对外界造成的污染。同时，配合使用强吸和弱吸可减少大量喷雾，还可以防止患者误吞、误吸（图8-22、图8-23）。

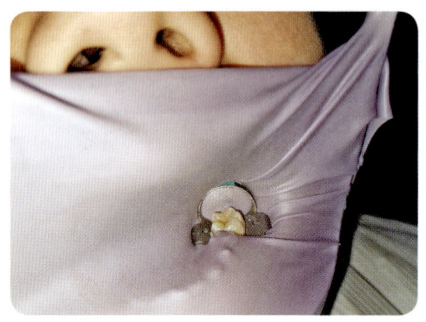
图8-22　橡皮障隔离(1)

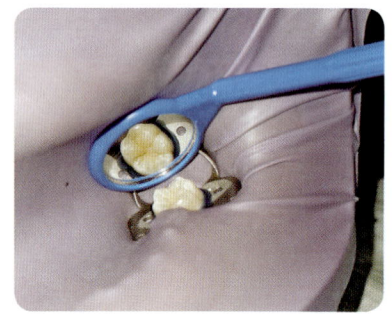
图8-23　橡皮障隔离(2)

第三节　口腔修复专业治疗感染控制注意事项

医院感染控制是关系到医务人员和患者的一个重要的问题，近十几年在国内外引起普遍重视。目前，在我国口腔修复工作中对传染病菌的消毒和防护存在很多薄弱环节，这不仅易造成患者之间的交叉感染，也严重威胁了医务人员的身体健康。

口腔医生由于专业特性，决定了治疗操作程序复杂，使用的医疗器械也繁多，医务人员在操作中频繁接触患者的唾液、血液以及高速手机飞溅的飞沫从而可直接或间接造成即刻或潜在的传播感染，也成为感染性疾病的高危人群。口腔修复科是医院最易造成交叉感染的科室之一，石膏模型和修复体也是一种传染源。因此，采取有效的感染控制措施极为重要。

一、修复科常用器械的消毒灭菌处理

口腔治疗使用的医疗器械种类较多，且具有器械结构复杂的特点，器械使用后清洗、消毒及包装等操作难度相对较大，加之复用口腔医疗器械使用周转频繁，人体唾液、口腔分泌物、血液等十分容易对器械造成污染，若消毒灭菌不到位，极易出现感染传播，因此加强复用口腔医疗器械的管理是防控口腔医源性感染的关键。

口腔器械的正确清洗，将会延长器械的使用寿命，提高器械的使用质量和确保其灭菌效果。通常情况下，除被朊病毒、气性坏疽及突发原因不明的传染病病原体污染的诊疗器械、器具和物品要进行特殊处理外，其余诊疗器械应遵循先清洗后消毒的处理程序。

金刚砂车针是口腔修复科经常使用的一种口腔小器械，分为车针头和车针柄，头部表面附着金刚砂颗粒利于打磨牙体组织。由于其表面不平整且没有专门的洗刷器械，故难以去除污渍和细菌。因此，我们将以修复科牙体预备时常用的金刚砂车针为例，介绍牙科小器械的消毒灭菌方式。

1. 器械预处理

治疗结束后操作者及时在椅旁用75%酒精棉球，擦去牙科小器械表面的粘接剂等污染物（图8-24），然后浸泡于医用清洗酶液中15~30 min，再保湿保存于有盖容器中。器械应尽快清洗，以免污物干结影响清洗质量。为了避免发生针刺伤，建议用带过滤内胆的容器浸泡小器械（图8-25）。

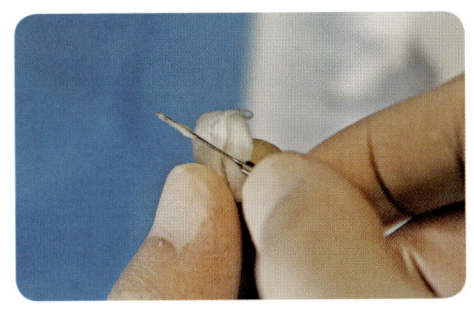

图8-24　诊旁擦小器械

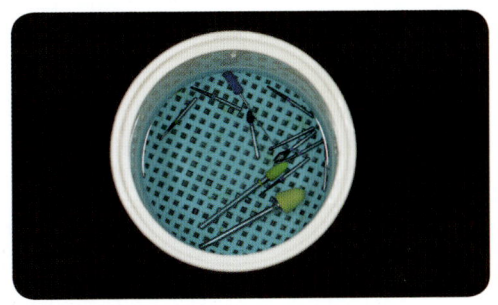

图8-25　小器械浸泡

2. 清洗

对于口腔小器械的消毒而言,清洗是最重要的步骤之一,且应该在其他消毒灭菌处理之前进行。目前公认的清洗方法主要有人工清洗法、酶清洗法、超声震荡法等。

(1)人工清洗法

金刚砂车针的人工清洗主要包括冲洗、洗涤、漂洗和终末漂洗。手工清洗时水温宜为15~30℃,主要利用机械力量清除车针表面较大的牙齿碎屑和血渍污物。但是由于车针表面有许多金刚砂砾,刷子难以抵达砂砾之间的空隙,故常有残留的污染物。除此之外,强力刷洗可引起砂砾脱落,缩短了车针的使用寿命。医务人员清洗时,一定要做好个人防护。

(2)酶清洗法

酶清洗剂去除污渍的能力较强,并可以快速分解蛋白质等有机污染物。酶清洗法缩短了器械处理时间,且操作过程简单、方便、快捷、效果较好,目前应用比较广泛。值得注意的是,如果器械不能在1~2 h内及时进行消毒灭菌处理,就应该放在多酶液中保持湿润,防止血渍或污物干涸凝固在金刚砂车针上难以清除。

(3)超声震荡法

超声震荡法即利用超声波在水中震荡产生空化效应对器械进行清洗,可以去除金刚砂车针砂砾间隙内的污染物,减少医务人员因污染锐利器械所致职业暴露的发生。使用超声震荡机应按照使用说明,必须盖好盖子,避免产生气溶胶。医用清洗剂的水温一般不超过45℃,清洗时间不超过10 min。此法的优点在于方便、快捷、高效,可以很好地清除车针等小器械的污染物。相较于人工刷洗,超声清洗对于砂砾之间的碎屑清洗效果更为明显,然而有实验结果证明超声波清洗会破坏车针表面的金刚砂。

上述各种清洗方法均有优点缺点,在实际操作过程中可以考虑将不同的清洗方法进行组合,有效提高车针的清洁率。

3. 消毒与灭菌

金刚砂车针等口腔用小器械在经过清洗之后还需要进行完善的消毒和灭菌,以进一步杀灭微生物,目前常用的方法主要为湿热灭菌法。

湿热灭菌主要是指细菌体内的湿度与环境中湿度均处于饱和状态下加热使

得细菌体内蛋白质凝固，从而达到杀灭细菌的作用。其种类主要包括煮沸消毒、流通蒸汽消毒及压力蒸汽灭菌等。其中与车针消毒密切相关的是压力蒸汽灭菌法。压力蒸汽灭菌法是目前应用最广泛的灭菌方法，适用于耐热耐湿器具的消毒灭菌，对于金刚砂车针的灭菌首选此法。

在口腔修复治疗中，有些材料、器械和设备不能用干热或湿热灭菌。因此，在口腔门诊和技工室之间存在潜在的细菌交叉污染，并在修复实践中构成潜在的健康危害。因此，为了维持无菌链，需要使用化学消毒剂。化学消毒剂在牙齿修复过程中的使用包括：当不能灭菌时，所有的"接触和飞溅"表面都应该用EPA注册的、ADA接受的消毒剂消毒。目前符合这些标准的化学品包括谷氨醛、次氯酸钠、碘伏和合成酚类化合物。

二、口腔修复科检查治疗仪器消毒

1. 光固化机

详见本章第二节内容。

2. 高频电刀（图8-26）

高频电刀在固定修复印模技术中的应用，主要是用于排龈，利用极细的高频电刀头去除部分沟内上皮，使游离龈与预备体边缘之间出现微小间隙而有利于印模材的进入。高频电刀由主机、刀柄、刀头、负极板、脚踏开关等附件组成。

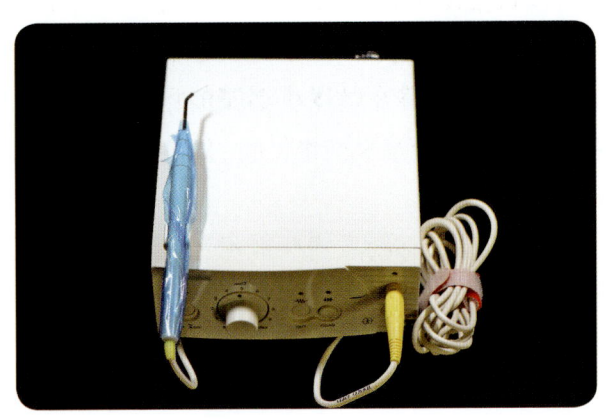

图8-26　高频电刀

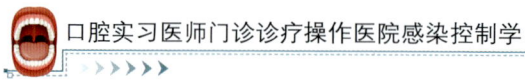

(1) 附件

高频电刀的刀柄和刀头属于高度危险器械，每次使用后及时用75%酒精棉球清除电刀头上的残留组织，彻底清洁后高压灭菌。

(2) 主机

主机及负极板表面使用中效以及以上消毒剂擦拭，刀柄连接线用无菌器械保护套保护或贴一次性防污膜，一用一更换。

三、修复科材料感染控制操作

1. 常用材料

(1) 滴取型材料

修复科常用的滴取型材料有丁香油、粘接剂、脱敏剂等，临床使用时如操作不当，可以引起间接交叉感染。

① 分装保存：将大瓶装滴取型材料根据使用量分装于专用玻璃小滴瓶内。

② 取用：分装于小滴瓶的，用滴瓶配套的滴管蘸取，滴管避免接触治疗用棉球；未分装的可以将每次用量挤出放置于遮光盒内，用小棉球或小棉棒蘸取使用，取用液体量以够用为原则，残液不回收。小棉棒一次性使用，遮光盒一用一消毒，滴瓶每次使用后用表面用消毒湿纸巾擦拭，每周至少更换消毒2次，可用高压灭菌，更换消毒时瓶内材料不回收。

(2) 手调型材料

修复科常用的手调型材料有玻璃离子水门汀、氧化锌丁香油酚水门汀、磷酸锌水门汀、聚羧酸锌水门汀等。

① 保存：使用材料现调现用，调拌后立即用75%酒精棉球将玻璃板、调刀上所粘的材料擦拭干净，再集中清洗消毒。材料放置于清洁容器中，瓶体每天擦拭消毒一次，遇污染时及时消毒。

② 取用：用消毒后清洁保存的取粉勺取粉，根据材料需要将粉放置于玻璃板或专用调拌纸；调拌纸一次性使用，玻璃板、调刀一用一消毒，取粉勺每天消毒。玻璃板和调刀可以采用物理灭菌，取粉勺可采用500 mg/L的含氯消毒液浸泡消毒。

(3) 注射型材料

注射型的材料，非一次使用完结，临床使用时须规范操作，避免交叉感染。

注射头须一用一更换，注射器表面使用后用消毒湿纸巾擦拭后套回管帽，并放入专用容器中清洁保存。

（4）固体材料

在临床使用时按以下方法正确使用，可预防交叉感染：

材料根据需要使用合适的消毒器械取用，例如树脂材料可用清洁充填器挖取放于避光盒或挤出所需量放于清洁纸片上，避光盒一人一消毒，纸片一次性使用，树脂外容器每天消毒纸巾擦拭；光固化树脂粘接剂需避光，以免影响粘接质量，化学固化的膏体和液体分别置于双碟避光盒内，禁止用治疗操作中所用的器械取用材料，取出的材料不可再放回，使用后的避光盒及时消毒。

2. 辅助材料

口腔修复医生在诊疗中需要较多的辅助材料，如排龈线、咬合纸等，该类材料在使用过程中极易被污染，具体的预防措施如下：

（1）排龈线（图8-27）

① 保存：排龈线又称为牙龈收缩线，浸泡有或无止血收敛药物的排龈线，既可扩大龈沟又可减少龈沟内的液体量，获得牙体预备后颈缘线的清晰度。用于备牙时压入龈沟排开牙龈，减少对牙龈组织的损伤，应将排龈线放在清洁的抽屉中存放，避免瓶体积灰。

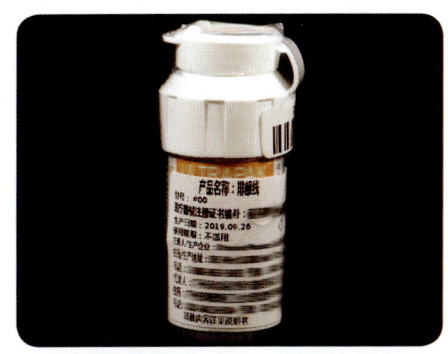

图8-27 排龈线

② 拿取：排龈线有各种不同的规格型号，使用前应根据患者游离龈的紧张程度选择排龈线的粗细，再根据冠周长度来剪取排龈线的大致长度。取排龈线时洗手后打开瓶盖，用无菌持物镊夹住排龈线头，抽出所需的长度后用消毒剪剪断（图8-28）。

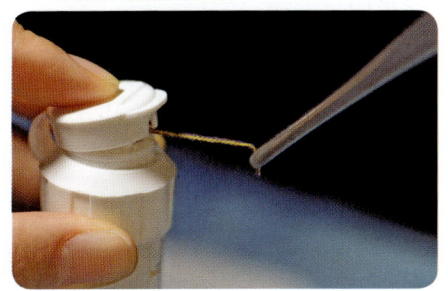

图8-28 排龈线拿取

（2）咬合纸

① 保存：咬合纸主要用于𬌗面接触点以及义齿修复体邻接关系的检查。由蓝色和红色的复写材料制成，分薄型和厚型两类，放入盒内清洁保存（图8-29）。

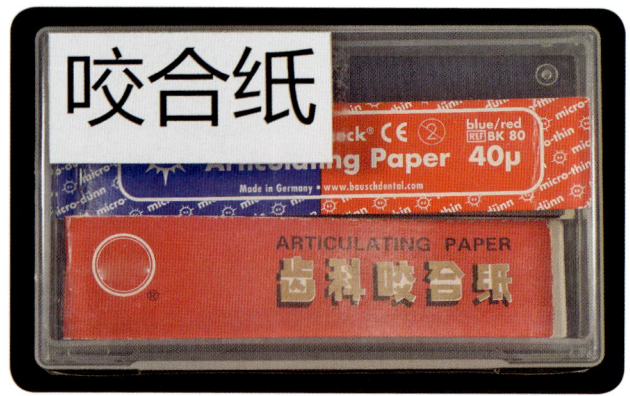

图8-29　咬合纸保存

② 拿取：洗手或速干手消毒后用手拿取咬合纸，打开后捏住白色撕取处撕取，避免污染咬合纸外包装引起交叉感染。

(3) 比色板（图8-30）

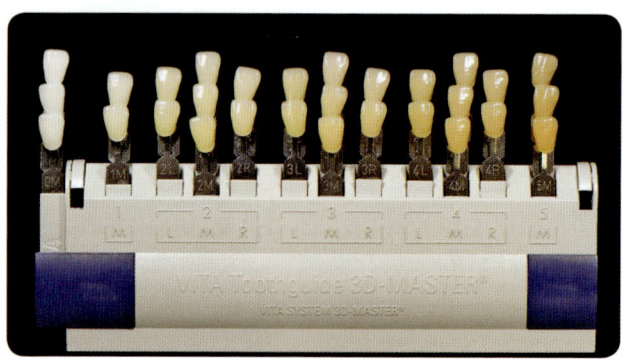

图8-30　比色板

① 消毒：比色前先将比色板在流动水下冲洗并略甩干，再将比色板放置到患者的口腔周围，避免接触患者口唇（图8-31），操作前操作者应先洗手或手消毒，以免污染比色板。比色板使用后如无血液、体液污染应用75%酒精棉球或消毒湿巾擦拭，如遇血液体液污染，应将比色板先用流动水冲洗（图8-32），再用中效及以上水平消毒液擦拭消毒。

② 保存：临床上制作义齿时，比色目测法中需用到比色板，这些比色板如保存不当，会引起交叉感染，宜将比色板放置盒内清洁保存。

第八章　口腔门诊各专业的诊疗操作感染控制

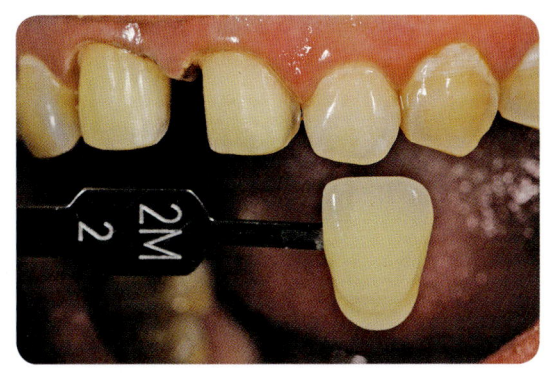

图8-31　比色照片

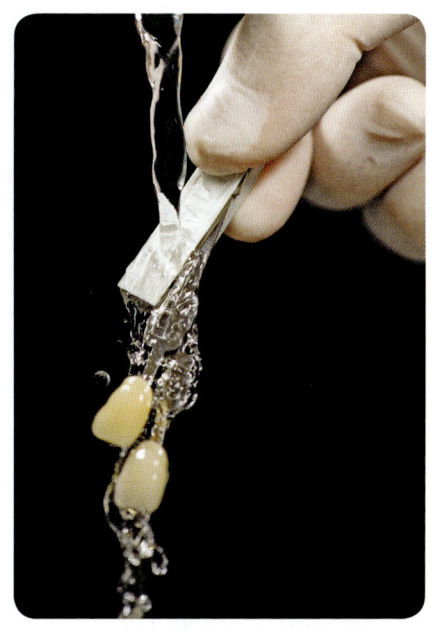

图8-32　比色板清洗

四、与临床相关的技工室感染管理

技工室控制感染原则是阻断污染进入技工室。被污染而未经消毒的印模模型和器械物品如果直接进入技工室，可能使病原体扩散。在诊室与技工室之间设收发处，对进出技工室的模型和物品等进行消毒处理，保障技工室不被污染；修复体制作完成后，要经过收发处进行适当的消毒处理，装袋密封，送出技工室返回门诊。打磨用石英砂可采用500 mg/L含氯消毒剂浸泡消毒，口腔修复体及矫治器可放入紫外线灯箱或臭氧消毒柜消毒。

1. 印模（图8-33）

在口腔印模制取过程中，印模表面沾染了患者口腔的唾液、血液，这些带有微生物的污染模型在制作过程中易造成交叉感染。在各种细菌中，以链球菌、大肠杆菌、葡萄球菌、放线菌、假单胞菌、克雷伯氏菌和念珠菌最为常见。因此，印模材料的消毒在减少感染从患者向牙医和技工室传播方面的发挥重要作用。印模消毒既要达到消毒效果，又要保证印模的精度稳定不变形。另外，由于反复消毒印模，会改变印模尺寸的稳定性，进而影响表面细节的复制效果。因此在这方面修复科医生和修复技术人员之间的沟通是必不可少的。

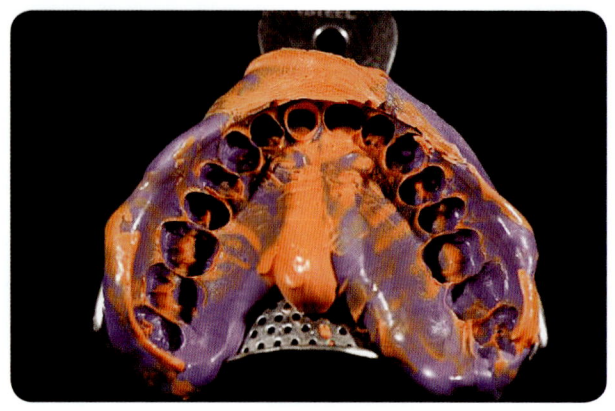

图8-33 硅橡胶印模

（1）持续雾化消毒

印模制取后先流动水下冲去印模表面的唾液、血液、食物残渣，用干棉球擦干印模表面及齿印，放入消毒机中选用中效以上消毒液消毒，选择程序为雾化量20 mL/min、均匀持续雾化保湿消毒20 min，取出流动水下冲洗擦干后，灌注模型。

（2）保湿保存消毒

印模制取后流动水下冲洗（图8-34），冲去印模表面的唾液、血液、食物残渣等，将印模表面吹干后浸没于中效及以上水平消毒液中3~5 s，取出后轻轻甩去印模齿印中的液体，将印模包裹于浸有消毒液的小毛巾或纱布中（图8-35），放入密封袋中保湿放置10 min（图8-36），取出后流动水下冲洗，擦干印模表面及齿印后灌注模型。

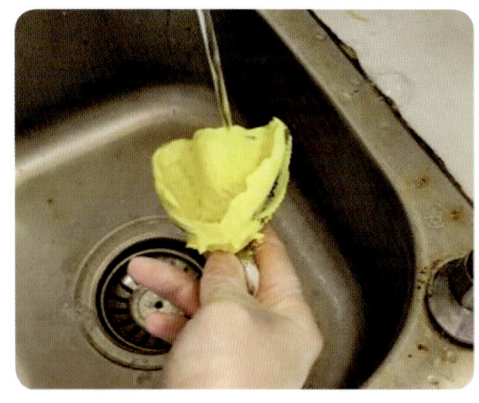

图8-34 流动水下冲洗印模

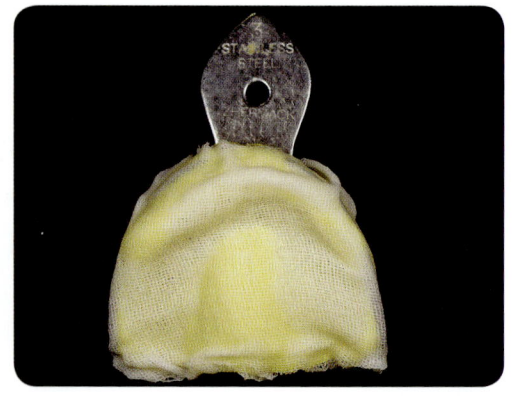

图8-35 湿纱布包裹印模

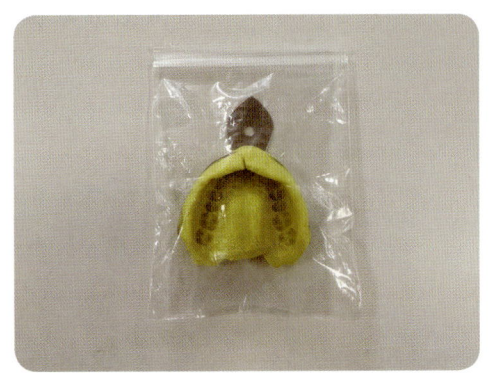

图8-36 印模放入密封袋中保湿

有研究证明,自来水对微生物的杀灭效果在50%~90%。修复科通常使用酚类、醇类、氯化合物、醛类、双胍类、碘化物等作为消毒剂。依匹莫司和0.525%次氯酸钠对藻酸盐印模材料均有杀灭白色念珠菌、铜绿假单胞菌和金黄色葡萄球菌菌株的作用。然而,与0.525%次氯酸钠相比,依匹莫司对金黄色葡萄球的杀灭效果更好。

2. 托盘

每位患者更换一副托盘(一次性托盘按医疗垃圾进行处理,金属托盘按常规的高温高压灭菌进行处理)。

3. 橡皮碗与调刀消毒

橡皮碗及石膏调刀一人一用一消毒,清洗后浸泡于中效及以上水平消毒液中30 min以上;浸泡前擦干放入,以免稀释消毒液浓度。

4. 石膏模型(图8-37)

在口腔修复科诊疗室治疗中,需取患者口腔的印模和模型,对进出技工室的印模、模型和材料必须执行严格的消毒防护,不能忽视。印模和模型材料的消毒,往往带来材料物质的变形,破坏了材料微细结构,难以保证模型的精确性。在石膏模型的消毒方面,日本一般采用紫外线照射灭菌箱消毒,我国已有用臭氧电子灭菌灯箱消毒方法的报道。近年来有报道用含氯化铵的藻酸盐印模材料对HIV有消毒效果。将消毒剂直接加入石膏产品内来研究石膏模型的消毒灭菌作用也有报道。

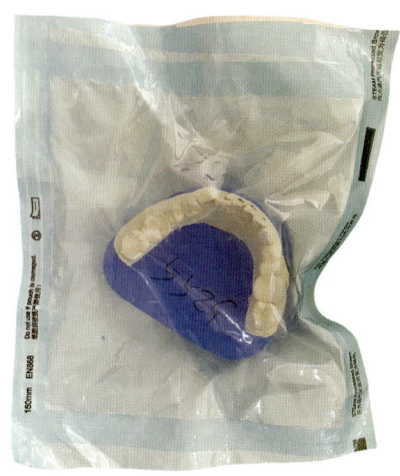

图 8-37 石膏模型

(1) 紫外线照射消毒

密闭的容器中用紫外线照射消毒 60 min,注意模型表面不能有任何遮挡,四面都须照射到。

(2) 臭氧消毒

臭氧消毒柜内进行消毒处理 30~60 min。

(3) 微波消毒

石膏模型用保鲜纸包裹后放入微波炉中用中档功率照射 5 min。

5. 修复体的消毒(图 8-38)

口腔修复体包括固定义齿和活动义齿,技工制作后的义齿需经过清洁、消毒后才能送至临床。

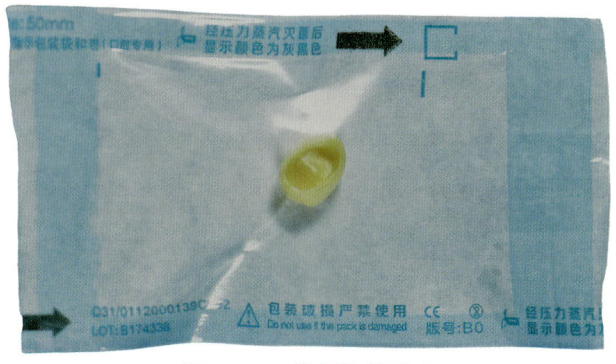

图 8-38 修复体的消毒

（1）清洁

金属粘接面喷砂清洁处理，其他部位行抛光处理后，用高压气枪去除表面粉尘等杂质。

（2）固定义齿消毒

清洁后的固定义齿放入装有75%酒精的容器中，将容器放入超声清洗机中振荡5 min后取出义齿，装回经消毒后的石膏模型后，清洁密闭保存，用专用容器送至临床科室（图8-39）。

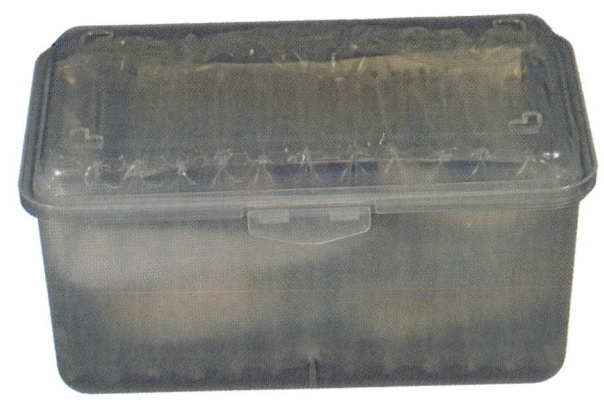

图8-39　修复体容器

（3）活动义齿消毒

活动义齿清洁后，选用对金属无腐蚀作用、塑料无老化作用的中效及以上水平消毒液浸泡消毒（如0.5%碘伏），时间按照产品使用说明。

总之，在诊疗中，修复科常用器械、诊治仪器的消毒和灭菌，印模、模型表面的消毒等与口腔修复科交叉感染具有密切的关系，因此，加强医院感染知识培训，操作中按照无菌技术操作的规范进行，严格落实器械、物体表面的消毒与灭菌，才能有效降低口腔修复科医院感染的发生率。

复习题

1. 掌握口腔颌面外科、口腔内科、修复科感染控制措施。
2. 熟悉各专业门诊操作中的危险因素。

参考文献

[1] John A Molinari, Jennifer A Harte. 实用口腔科感染控制 [M]. 3 版. 高永波, 章小缓, 译. 北京：化学工业出版社, 2017.

[2] 高晓东, 等. 基层医疗机构感染预防与控制 500 问 [M]. 上海：上海科学技术出版社, 2017.

[3] 徐韬, 张伟, 沈曙铭. 口腔门诊医院感染管理规范（报批稿）[S]. 卫生部医院感染控制标准专业委员会, 2014.

[4] 徐世兰, 吴佳玉. 医院评审评价之医院感染管理常见问题解答 [M]. 四川：四川大学出版社, 2017.

[5] 李刚. 口腔诊所感染控制 [M]. 北京：人民卫生出版社, 2013.

[6] 张志君. 口腔设备学 [M]. 3 版. 成都：四川大学出版社, 2008.

[7] 俞雪芬, 谷志远. 口腔门诊感染控制操作图谱 [M]. 北京：人民卫生出版社, 2013.

[8] 赵铱民. 口腔修复学 [M]. 8 版. 北京：人民卫生出版社, 2020.

[9] 姜雪, 朱松. 金刚砂车针清洗消毒及灭菌方法的研究现状 [J]. 口腔医学研究, 2018, 34(10): 1045-1047.

[10] 王芳. 口腔科医疗器械消毒灭菌的现状及进展 [C]// 上海市护理学会. 第四届上海国际护理大会论文汇编. 上海：上海市护理学会, 2019: 103.

[11] 冯荣梅, 林丽婷. 口腔修复科控制医院感染方法 [C]// 中华护理学会. 全国口腔科护理学术交流暨专题讲座会议论文汇编. 北京：中华护理学会, 2005: 353-355.

[12] H P Loveday, et al. epic 3: National Evidence-Based Guidelines for Preventing Healthcare-Associated Infections in NHS Hospitals in England[J]. Journal of Hospital Infection, 2014, 86: S1-S70.

[13] Runnells R R. An overview of infection control in dental practice[J]. J Prosthet Dent. 1988, 59(5): 625-629.

[14] Kwok W M, Ralph W J. The use of chemical disinfectants in dental prosthetics[J]. Aust Dent J. 1984, 29(3): 180-183.

[15] Choudhury G K, Chitumalla R, Manual L, et al. Disinfectant Efficacy of 0.525% Sodium Hypochlorite and Epimax on Alginate Impression Material[J]. J Contemp Dent Pract. 2018, 19(1): 13-116.

（王昭领　王　婷　吴峻岭　王淑欣）